Jean Pütz · Monika Kirschner

AYURVEDA
LEBENSELIXIERE AUS INDIEN

heilende Gewürze
typgerechte Küche
entspannende Massagen
individuelle Körperpflege

vgs

Die Deutsche Bibliothek – CIP-Einheitsaufnahme

Jean Pütz:
Länger leben, lustvoller leben: Lebenselixiere aus Indien: Ayurveda: heilende Gewürze – typgerechte Küche – entspannende Massagen – individuelle Körperpflege / Jean Pütz; Monika Kirschner. Köln: vgs, 2000
(Hobbythek)
ISBN 3-8025-6221-6

Die Vorschläge und Rezepte in diesem Buch sind von Autoren und Verlag nach bestem Wissen und Gewissen sorgfältig erwogen und geprüft. Autoren und Verlag übernehmen keine Haftung für etwaige Personen-, Sach- und Vermögensschäden, die sich aus dem Gebrauch oder Missbrauch der in diesem Buch dargestellten Informationen und Rezepte ergeben.

Bildquellen:
S. 7 (Unterleger), 9 (Abb. 2), 10, 14, 15, 16, 20 (Unterleger), 25, 27, 39, 40, 52/53 (Unterleger), 88: Monika Kirschner, Waldfriede; S. 7 (Abb. 1), 11: BBC Books, London; S. 9 (Abb. 3), 18: Bavaria Bildagentur; S. 13 (Abb. 8), 28: Somatheeram – Ayurvedic Beach Resort, Kerala, Indien; S. 19: dpa, Frankfurt; S. 21: Mauritius – Die Bildagentur (Abb. 15: Vidler, Abb. 16: age, Abb. 17: Manfred Thonig); S. 44: Morningstar, Amadea/Desai, Urmila: Die Ayurveda Küche. Copyright ©1991 der deutschen Ausgabe by Wilhelm-Heyne Verlag GmbH & Co. KG, München (Titel der Originalausgabe: The Ayurvedic Cookbook, Lotus Press, Santa Fé, 1990; S. 55: Fachverband der Gewürzindustrie, Bonn; S. 59 (Abb. 47): Herbert Billensteiner, Palmengarten Frankfurt; S. 60, 73, 82: Teubner Foodfoto, Füssen; S. 63, 71, 76 (Abb. 59), 79 (Abb. 62): Ulrike Brunken, Palmengarten Frankfurt; S. 67, 75, 78: entnommen aus: Laux, Gewürzpflanzen ©1993, Franckh-Kosmos Verlags-GmbH & Co., Stuttgart.

Alle übrigen Fotos: Cornelis Gollhardt, Köln/Stephan Wieland, Düsseldorf.

Grafiken: Designbureau Jochen Kremer/Gabi Mahler, Köln.

1. Auflage 2000

Umschlagfoto vorne: Bavaria Bildagentur/Images
Umschlagfoto hinten: Cornelis Gollhardt, Köln/Stephan Wieland, Düsseldorf.
Umschlaggestaltung: Alexander Ziegler, Köln
Redaktion: Alexandra Panz
Produktion: Wolfgang Arntz
Satz: Katharina Anhalt, Köln/Achim Münster, Overath
Druck: Westermann Druck, Zwickau
Printed in Germany
ISBN 3-8025-6221-6

Inhalt

Liebe Leserinnen und Leser,

Sie halten das dritte Buch unserer erfolgreichen Reihe „Länger leben, lustvoller leben" in Händen. Nach den fernöstlichen und den mediterranen Lebenselixieren gilt unser Interesse diesmal den Lebenselixieren aus Indien.
Indien! Ich glaube, es gibt kaum ein Land, das so widersprüchliche Gefühle auslöst und so grelle Bilder in uns aufsteigen lässt wie Indien. Ich sehe hungernde und bettelnde Kinder vor mir, Slums und Armut. Gleichzeitig gibt es für mich das moderne Indien mit seinem Technologieboom, steiler Wachstumskurve und so exzellenten Computerexperten, dass wir sie für Deutschland anwerben. Die Vereinigten Staaten haben es uns vorgemacht: Bereits 40 % der Leute, die in Silicon Valley arbeiten, sind indischer Herkunft. Ich sehe aber auch das heilige Indien, die prächtigen Tempel, die bunte Götterwelt und Menschen, für die ein religiöses Leben auch heute noch lebendiger Alltag ist.
Indien lässt sich am besten durch den Geruchssinn entdecken. Es ist seit der Antike die wichtigste Quelle für all die wunderbaren aromatischen Gewürze, eben das Land, „wo der Pfeffer wächst". Und auch heute noch ist Indien der größte Gewürzproduzent der Welt. Für mich birgt dieser Subkontinent den ganzen Kosmos des Wissens über aromatische Samen, Blätter, Rinden, Wurzeln und Früchte. Man denke nur an Koriander, Kardamom, Senfsamen, Nelken, Zimt, Kreuzkümmel und den wunderbaren Safran. Welche Fülle von Farben, Formen und Geschmäckern tut sich da auf! Und das Beste ist: Alle diese aromatischen Gewürze sind gleichzeitig auch Heilpflanzen. Sie sind im wahrsten Sinne des Wortes die „Würze für ein gesundes Leben".

Es ist kein Zufall, dass das Land der heilenden Gewürze gleichzeitig auch das Land mit der wohl ältesten Lehre „vom langen Leben" ist. Diese Lehre ist der „Ayurveda", das traditionelle indische Medizinsystem. Ayurveda heißt nichts anderes als das Wissen *veda* vom langen Leben *ayus*.
Mir ist immer wieder aufgefallen, wie unterschiedlich Menschen auf ein- und dieselbe Diät oder medizinische Ratschläge reagieren. Was für den einen goldrichtig ist, kann für den anderen völlig „daneben" sein. Die westliche medizinische Forschung hat diesen Unterschieden zwischen Menschen bisher nur wenig Beachtung geschenkt; hier herrscht die Auffassung vor, dass Krankheiten im Prinzip immer gleich verlaufen und damit auch bei allen Menschen gleich behandelt werden können. Auch Ernährungsempfehlungen werden meist für alle Menschen in gleicher Weise ausgesprochen. Die Ähnlichkeiten finden bisher mehr Beachtung als die Unterschiede. Neuerdings setzt sich jedoch die Auffassung durch, dass sich Menschen physiologisch und psychisch so sehr unterscheiden, dass die Unterschiede von größerer Bedeutung sind. Mittlerweile beschäftigen sich Forscher mit den Merkmalen von Menschen verschiedener Blutgruppen, unterteilen Patienten in „Responder" und „Nonresponder", je nachdem, wie sie auf ein Arzneimittel reagieren, und stellen fest, dass der „kleine Unterschied" zwischen Männern und Frauen vielleicht doch nicht so klein ist.
Das wird meiner Einschätzung nach dazu führen, dass die Medikamente der Zukunft für jeden Patienten maßgeschneidert werden. Die Grundlagen dafür sind in diesem

Jahr geschaffen worden: Am 27. Juni 2000 ging diese Meldung um die Welt: „Menschliche Erbanlagen weitgehend entschlüsselt".

Die ayurvedische Medizin – der Ayurveda, wie es korrekt heißt – hat an ihrer Lehre von den individuellen Unterschieden zwischen den Menschen immer festgehalten und sie durch jahrhundertealte Beobachtung und Praxis untermauert. So finden wir im Ayurveda ein lebendiges Wissen vor, das manche moderne Fehleinschätzung korrigieren hilft. Genauso interessant erscheinen mir auch die indischen Vorstellungen vom menschlichen Körper. Das ayurvedische Körperbild betont den innigen Austausch des Körpers mit seiner Umwelt. Der Körper erscheint dadurch untrennbar verbunden mit dem Kosmos, der in seiner Gesamtheit als heilig verehrt wird. Der sorgfältige und behutsame Umgang mit dem Körper, seine Pflege und die Vorsorge gegen Krankheiten sind für traditionelle Inder gleichbedeutend mit sakralen Handlungen. Diesem Denken entspringt eine hohe Aufmerksamkeit für den eigenen Körper und ein schier unerschöpfliches Wissen um seine Pflege – man denke nur an die vielen Massagetechniken, Yoga und Ernährungsempfehlungen. Unser westliches Denken dagegen stellt sich den Körper deutlich getrennt von den übrigen Objekten der Welt vor, und vor allem auch getrennt von dem, was wir Geist, Seele oder unsere Gefühle nennen. So zerlegt die moderne Medizin den Menschen mit Hilfe ihrer über 80 Fachgesellschaften wie ein Mosaik in seine Einzelteile und wundert sich, dass er nach dem Zusammensetzen nicht mehr funktioniert.

Diese Beobachtungen waren für Monika Kirschner und mich der entscheidende Grund, Ayurveda und die indische Kultur in unserem dritten Buch der Reihe „Länger leben, lustvoller leben" zu thematisieren, denn im medizinischen Konzept des Ayurveda sind die individuellen Besonderheiten der Menschen Ausgangspunkt der ärztlichen Beratung und Therapie. Da gibt es kein Schema „F". Die ayurvedische Lehre besteht seit mehreren tausend Jahren unbeirrbar darauf, dass Medizin stets Vorsorge sein muss, die um den Menschen kreist und nicht um eine Krankheit.
Der Ayurveda entpuppte sich als ergiebige Quelle; als interessantes und auf überraschende Weise aktuelles Konzept für ein langes Leben.

Leider haben unsere Recherchen ergeben, dass die Suche nach befriedigenden Informationen über Ayurveda bei uns in Deutschland alles andere als leicht ist. In den reichen westlichen Ländern dominiert in den letzten Jahren eine moderne Variante der traditionellen indischen Lehre den Markt von Büchern, Produkten und Kliniken. Sie nennt sich „Maharishi Ayur-Veda©" und hat sich diesen Namen als Markennamen patentieren lassen. Die Kosten der „Maharishi Ayur-Veda©"-Kuren werden von keiner Kasse übernommen und sind so hoch, dass Ayurveda in Deutschland aus meiner Sicht auf dem besten Wege ist, zu einem „Schicki-Micki-Ayurveda" zu verkommen, das mit der traditionellen Volksmedizin der Inder nicht mehr viel gemeinsam hat.
Wir vom Hobbythek-Team sehen unsere Aufgabe auch darin, solche Unterschiede offen zu legen und unseren Lesern damit den ersten Zugang zum wahrscheinlich ältesten Medizinsystem der Welt zu erleichtern. So soll auch das Buch Orientierungshilfe sein und dem Verbraucherschutz dienen, wie das bereits seit einem Vierteljahrhundert Tradition der Hobbythek ist.

Um solch anspruchsvolle Ziele überhaupt ins Auge fassen zu können, haben wir wieder einmal viel nachgelesen und experimentiert. Zusätzlich führten wir, wie immer, auch Recherchereisen vor Ort durch, dieses Mal in Indien und Sri Lanka, aber auch zu Zentren und Experten in Deutschland. Aus Zeitgründen musste Monika Kirschner die Indienreise allein machen. Ihren, in diesem Falle sehr persönlichen, Bericht finden Sie in den ersten Kapiteln wieder.
Die heilenden Gewürze und die ayurvedische Küche wurden – inzwischen schon nach guter alter Tradition – wieder von unserer erfahrenen Versuchsköchin Antonie Ullrich und der Ökotrophologin Kordula Werner in unserer Versuchsküche in Waldfriede im Soonwald auf ihre Übertragbarkeit auf mitteleuropäische Verhältnisse überprüft. Herausgekommen sind Rezepte, die garantiert praxistauglich, einfach und schnell zubereitet und gleichzeitig immer etwas ganz Besonderes sind!
Ich wünsche Ihnen mit Hilfe dieses Buches kleine positive Veränderungen Ihres Alltags und Erfahrungen von der Art, die uns niemand mehr nehmen kann.

Ihr

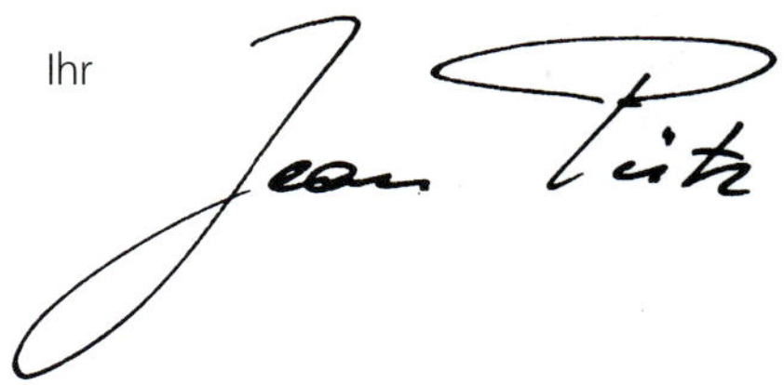

Ayurveda in Indien

„Man möge einen Lebensstil entwickeln, durch den die Gesundheit bewahrt und die noch ungeborene Krankheit vermieden wird."
(Caraka Samhita, Arzt und Begründer der ayurvedischen Medizin, 1. Jahrhundert v. Chr.)

Indien

Republik in Südasien
Fläche: rund 3,3 Mio. km^2.
Etwa 1 Milliarde Einwohner, das sind etwa 300 je km^2.
Hauptstadt: Neu Delhi.
Amtssprachen: Hindi, Englisch und 17 gleichberechtigte Regionalsprachen.
Währung: 1 indischer Rupie (iR) = 100 Paise.
Unabhängig seit dem 15.08.1947.
Selbstständige Bundesrepublik im Commonwealth.

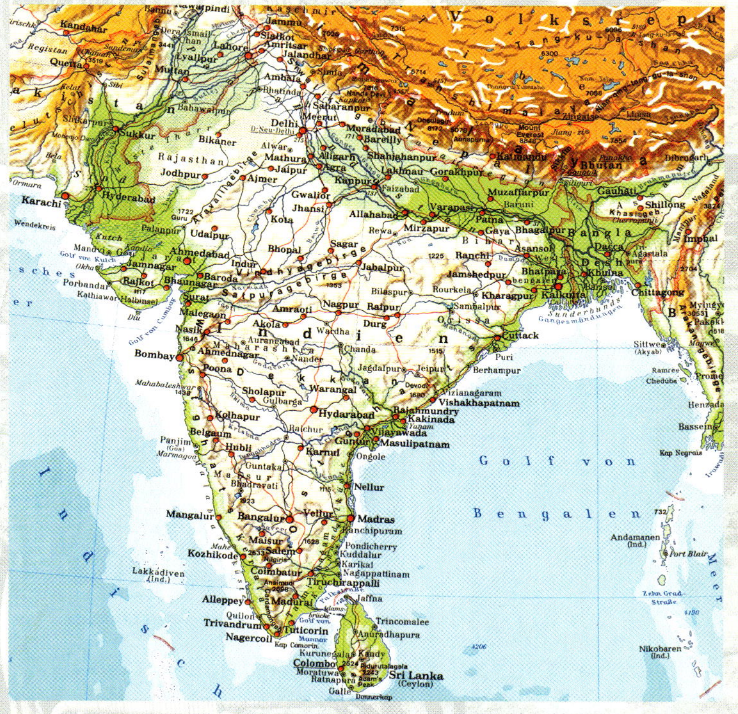

Abb. 1: Ein Überblick über Indien.

Reise nach Kerala

Die erfahrene Mitarbeiterin im Reisebüro schaut mich ratlos an: „Wo wollen Sie hin?" Ich wiederhole: „Nach Trivandrum." Dieser internationale Flughafen steht in keinem Verzeichnis, doch nach langem Suchen in verschiedenen Computerlisten findet sie Thiruvananthapuram. „Meine Güte, wo ist das denn?" „Wo der Pfeffer wächst", antworte ich. Sie lacht. Die Hauptstadt von Kerala, in Südwestindien, wurde vor einiger Zeit in Thiruvananthapuram umbenannt, ein Name wie aus einer anderen Welt. Neugierig auf Indien bin ich schon lange. Seit den Höhepunkten der Hippiekultur hatte ich die traumverlorenen Reiseberichte linker Aussteiger gelesen, genauso wie die Berichte vieler Ärzte über den Kampf gegen Armut, Hunger und Obdachlosigkeit. Doch in letzter Zeit hatte sich mein Interesse konkretisiert, denn bei der Recherche für unsere Hobbythek-Buchreihe stieß ich immer wieder auf Indien: Hier wachsen die heilenden Gewürze wie Kurkuma, Kardamom, Zimt und Ingwer. Aus Indien kommen lebensverlängernde Massagetechniken, Yoga und vor allem ein Medizinsystem, dessen Name Programm ist: Ayurveda. Das Wort Ayurveda stammt aus dem Sanskrit, der alten Hochsprache Indiens, die seit über 300 Jahren nicht mehr gesprochen wird, und bedeutet wörtlich *ayur* „langes Leben" und *veda* „Wissen". Es geht also beim Ayurveda um nichts Geringeres als um das Wissen vom langen Leben. Welche Chance für unser großes Hobbythek-Thema „Länger leben, lustvoller leben"!

Das ließ mir keine Ruhe mehr, und ich suchte nach einem Zugang zu diesem alten Medizinkonzept. Doch Indien ist groß, aus unserer Sicht unüberschaubar. Das Gleiche gilt für die vielen Ayurveda-Kliniken und -Institute. Immerhin, so hatte ich recherchiert, werden in dem Subkontinent noch über 50 % der Bevölkerung nach ayurvedischen Prinzipien medizinisch versorgt, also über eine halbe Milliarde Menschen. Fast 50 Universitäten, 110 staatliche Colleges und viele weitere private Institutionen lehren das alte Medizinsystem und halten es lebendig. Auch Sri Lanka verfügt über eine lebendige ayurvedische Tradition. Die Informationen, die ich sammelte, legten sich wie konzentrische Kreise um einen Fixpunkt. Zunächst fiel die Entscheidung auf Südindien, dann auf den Bundesstaat Kerala, denn dort finden sich besonders viele ayurvedische Ausbildungszentren und von der indischen Regierung ausgezeichnete Kurhotels. Ich entschloss mich, diese Region für vier Wochen zu besuchen und mich einer Ayurveda-Kur zu unterziehen. Ich war erschöpft, überarbeitet, hatte eine schwere Operation hinter mir, und auch ansonsten war mein Leben zerschnitten.
Ich wollte gesund werden – und zwar nach dem ayurvedischen Verständnis von Gesundheit. Dieses beinhaltet als Ziel das „dauerhafte innere Glück" und geht noch über das hinaus, was die fortschrittliche WHO unter Gesundheit versteht:

Was ist Gesundheit?

Nach ayurvedischer Auffassung ist ein Mensch gesund,

- „dessen Physiologie im Gleichgewicht ist,
- dessen Verdauung und Stoffwechsel gut arbeiten,
- dessen Gewebe- und Ausscheidungsfunktionen normal sind und
- dessen Seele, Geist und Sinne sich im Zustand dauerhaften inneren Glücks befinden."

(*Susruta Samhita, Arzt und Begründer der ayurvedischen Medizin*)

Nach Auffassung der WHO, der Weltgesundheitsorganisation, bedeutet Gesundheit:
„Gesundheit ist der Zustand körperlichen, geistigen und sozialen Wohlbefindens und nicht nur die Abwesenheit von Krankheit und Behinderung."
(*WHO, 1946*)

Ankunft

Nach dem langen Flug in der künstlichen Kühle des Flugzeugs umschließt mich der heiße Tag wie eine Umarmung. Die Ankunft in Thiruvananthapuram ist überraschend angenehm. Es wimmelt von Menschen, aber ich werde nicht angebettelt. Nach meinem Weg durch die Schlangen geduldig wartender Inder und Trauben von Schaulustigen stehe ich vor zwei Hotelangestellten, die mich zu einem cremefarbenen Auto begleiten, das wie ein Überbleibsel aus den dreißiger Jahren aussieht. Die schweren Türen schlagen zu und schaffen ein wenig luxuriöse Distanz zu dem dichten Gedränge auf dem Vorplatz der Ankunftshalle. Ich versinke in den tiefen Polstern, und der indische Alltag rauscht an mir vorbei wie ein hektisch gedrehtes Amateurvideo. Eine Fülle von Bildern, nicht alle angenehm, manche erschreckend und viele gar provozierend.
Indien ist ein Angriff auf die Sinne. Augen, Ohren und Nase werden bombardiert. Der Innenraum des Wagens wird zu einer gepanzerten Kapsel mit Ausblick. Um mich herum tobt der Verkehr auf den hoffnungslos überfüllten Straßen der kleinen Hauptstadt des Bundeslandes. Jeder, der sich motorisiert fortbewegt, im Laster, im Kleinbus, auf dem Motorrad oder in einer der vielen Autorikschas, liebt seine Hupe und nutzt sie zu einem pausenlos lautstarken Konzert, jedoch ohne die mir so vertraute Aggressivität. Das Taxi fährt buchstäblich im Millimeterabstand an Häusern und offenen Hütten vorbei und immer wieder rettet sich irgendwer, irgendetwas knapp vor der Stoßstange mit einem Satz zur Seite. Ich ducke mich tiefer in die Polster. Mein Blick heftet sich an

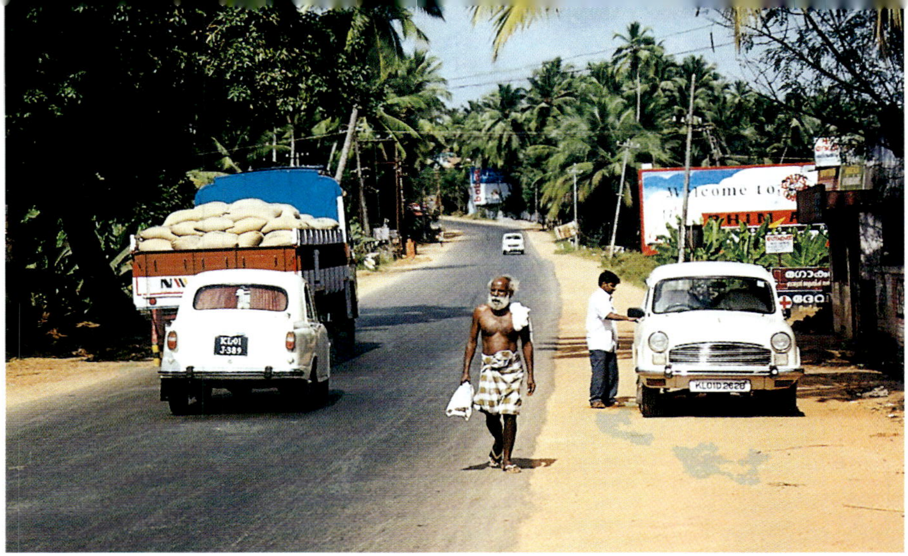

Abb. 2: Auf Indiens Straßen finden sich Vergangenheit und Zukunft des Landes in friedlichem Nebeneinander.

den Rückspiegel, der mit einer Fülle von grellbunten Hindu-Götterbildern dekoriert ist, darunter entdecke ich den Erzengel Michael im Kampf mit dem Drachen. Hinduistische Götter und christliche Heiligenbilder in trauter Gemeinsamkeit, ganz selbstverständlich vereint zu der Gruppe der verehrten heiligen Gestalten. „Ist der Fahrer nun Hinduist oder Christ?" denke ich, ganz westlich. Für die Inder ist diese Frage unerheblich. Sie denken nicht in Gegensätzen. In ihrem religiösen Weltbild fügt sich alles zusammen.

„Ihr lebt in der Zeit;
wir leben im Raum.
Ihr seid immer in Bewegung;
wir sind immer in Ruhe.
Unsere größte Liebe ist die Religion.
Wir ergötzen uns an der Metaphysik.
Eure Leidenschaft ist die Wissenschaft;
ihr erfreut euch an der Physik.
Ihr glaubt an die Freiheit der Rede; ihr kämpft darum, euch auszudrücken.
Wir glauben an die Freiheit des Schweigens;
wir gleiten in die Meditation hinein.
Selbstbehauptung ist der Schlüssel zu eurem Erfolg;
Selbstverneinung ist das Geheimnis unseres Überlebens.
Ihr werdet jeden Tag aufgefordert, immer mehr zu wollen;
wir werden von frühester Kindheit an gelehrt, immer weniger zu wollen.
Euer Ideal ist das Lustprinzip;
unser Ziel ist die Überwindung des Verlangens.
In den späten Jahren des Lebens zieht ihr euch zurück, um die Früchte eurer Arbeit zu genießen;
wir entsagen der Welt und bereiten uns auf die Zeit nach dem Tode vor."
(Hari N. Dam, Professor der Philosophie an der Brian Young Universität, Brigham, USA)

Hari Dam beschreibt mit diesen Zeilen das Lebensgefühl des traditionellen Indien, das trotz HighTech Boom und neureicher Mittelschichten immer noch vorherrscht. Indien hat sich die reichste spirituelle Kultur auf Erden bewahrt. Die Allgegenwart des Heiligen ist für die große Mehrheit des Volkes lebendige Wirklichkeit. Man kann dieses Lebensgefühl als Gegenentwurf zu unserem euroamerikanischen Leben empfinden. Die Mehrheit der Inder

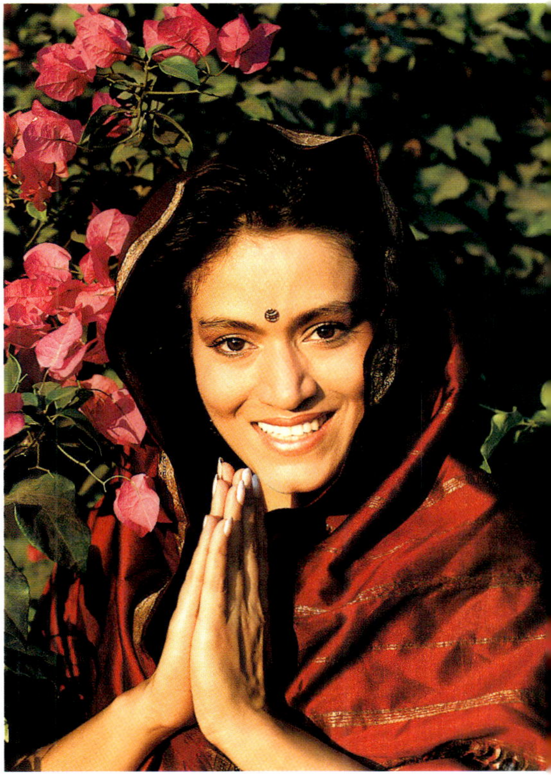

Abb. 3: Der traditionelle Gruß namaskar.

lebt immer noch in einer sakralen Welt. Der lebendige Ausdruck des Sakralen im Alltag ist der traditionelle Gruß *namaskar*, eine Geste, bei der die Handflächen vor dem Herzen zusammengelegt werden. Diese Geste bedeutet: „Ich grüße das Göttliche, das in dir lebt." Ich sollte diese Geste noch oft erleben.

Es gibt wahrscheinlich kein anderes Land, in dem die Religion so untrennbar mit jedem Aspekt des Lebens verbunden ist. In Indien wurden zwei der großen Religionen dieser Welt, der Hinduismus und der Buddhismus, gegründet. Heute ist in Indien das ganze Kaleidoskop von Religionen aus aller Welt vertreten.

„Alles, was wir zu tun haben, ist, nicht in Gegensätzen zu denken"
(Jiddu Krishnamurti)

Mein Taxi fährt weiter durch ein schier endloses tropisches Dorf, den schmalen fruchtbaren Küstenstreifen von Kerala entlang. Die Dörfer reihen sich wie Perlen auf einer Schnur durch den Kokospalmenwald. Menschen, Haustiere, ausgemergelte Rinder, dichte Bananen- und Papayastauden, Blech- und Kokoshütten huschen vorbei; Bilder, gerahmt von den schwingenden Palmwedeln endloser Kokosplantagen. 747 Einwohner pro Quadratkilometer leben im tropischen Küstenland Kerala, insgesamt dreißig Millionen Menschen. Damit ist die alte Malabar-Küste eines der dicht besiedeltsten Länder der Welt, denn hier gibt es Arbeit und fruchtbaren Boden. Die Berge sind dagegen kaum bewohnt und bilden eine natürliche Grenze zum restlichen Indien. Die Fahrt auf der Küstenstraße gleicht einem Ausflug mit einer Zeitmaschine, die ständig die Richtung wechselt. Lautsprecher hängen an den Palmen und begleiten das ständige Hupen der Autorikschas mit lautem Hindu-Pop-Gedudel. Frauen im Sari mit riesigen Tonkrügen auf dem Kopf huschen an Wellblechhütten vorbei, in denen mit Fernsehern gehandelt wird. Gigantische Straßenbaumaschinen verschlingen ganze Dörfer, daneben hocken Menschen unter einer einfachen Plane und schlagen mit einem primitiven Hammer grauen Fels in kleine Stücke. So entsteht hier Schotter für den Straßenunterbau.

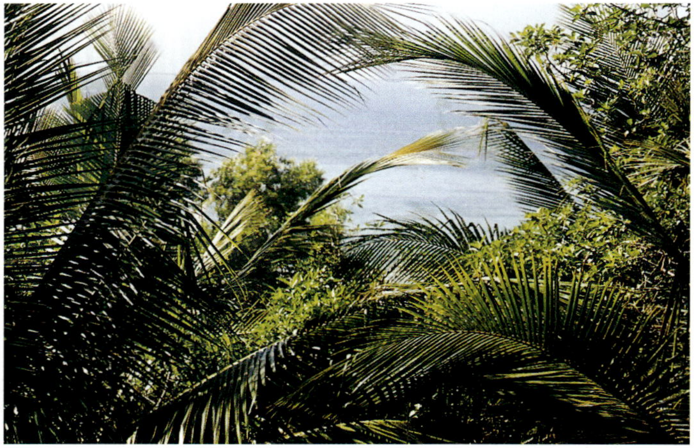

Abb. 4: Der wunderschöne Garten rahmt den Blick auf das Meer.

Endlich biegt mein Taxi in einen unasphaltierten Waldweg mit tiefen Schlaglöchern ein. Ist das wirklich der Weg zu einer der renommiertesten Kurkliniken Indiens? Schließlich taucht ein großes Holztor auf, das den Weg zu einem großen Park freigibt. Der Wagen hält vor einem reich verzierten traditionellen Holzbau, der Rezeption. Es ist 9 Uhr morgens, und ich taumele benommen aus dem Auto. Vor mir liegt ein tropischer Garten, der sich wie ein Amphitheater den Hang herunter von Terrasse zu Terrasse um ein Zentrum legt: den Blick auf das arabische Meer. Mein Hotel heißt: „Somatheeram", wörtlich übersetzt bedeutet das „Hier wächst der Wein der Unsterblichkeit". Ich bin angekommen.

Kerala ist anders

Eine Reise in die Geschichte von Kerala macht verständlich, warum gerade dieses Bundesland für uns Mitteleuropäer ein so guter Einstieg in die indische Kultur und Ayurveda ist. Im Gegensatz zu dem Norden Indiens betrieben die Bewohner der Küstenlinien im Süden schon vor Christi Geburt Handel mit Europa. Die Einwohner von Kerala haben seit mindestens zweitausend Jahren Kontakt mit Seefahrern aus aller Welt und Menschen aus entfernten Ländern. Lange bevor Vasco da Gama 1498 die Portugiesen nach Indien führte, waren die Südküsten Indiens bereits den Phöniziern, den Römern, den Chinesen und später

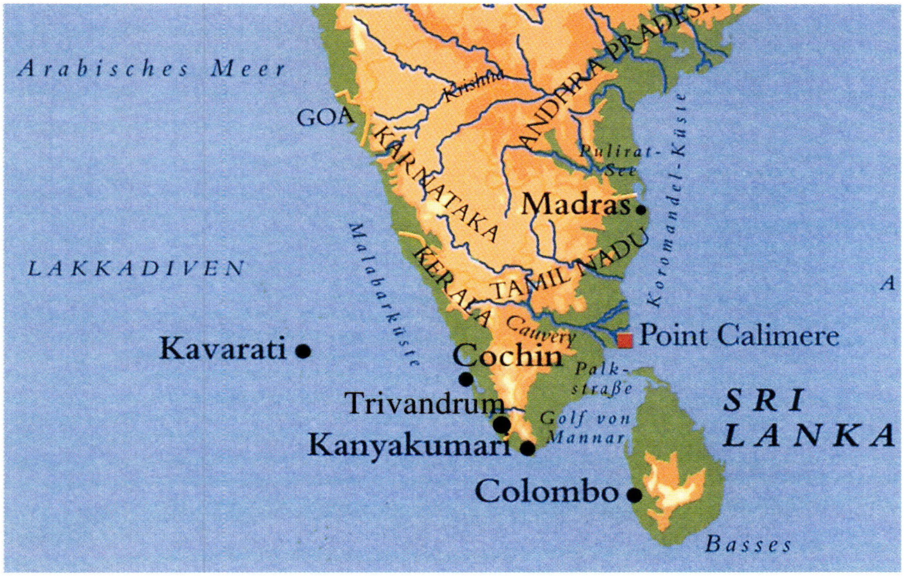

Abb. 5: Der Bundesstaat Kerala.

Der Bundesstaat Kerala

Mit 38 864 km^2 Fläche und ca. 30 Mio. Einwohnern ist Kerala der am dichtesten besiedelte indische Staat.
Kerala gliedert sich über 500 km entlang der Malabarküste in eine sandige Strandregion, die von Lagunen unterbrochene Küstenebene und den Abhang der Westghats bis zu den Ausläufern des Kardamom-Gebirges. Kerala liefert über 90 % der indischen Ernte an Pfeffer, 95 % an Kautschuk und 65 % an Ingwer, außerdem Tee, Kokosnüsse, Cashewnüsse, Kardamom, Zuckerrohr und Reis und verfügt über eine bedeutende Fischerei.

auch den Arabern bekannt. Das beweisen die wilden Tiere in den Zirkusarenen des antiken Rom genauso wie die indische Elfenbeinfigur, die bei den Ausgrabungen in Pompeji gefunden wurde. Edelhölzer, Elfenbein, farbenfrohe Textilien und Gewürze, allen voran der Pfeffer, waren die begehrten Exportgüter für das über sechstausend Kilometer entfernte Rom. In Arikamedu, einem kleinen Ort an der Südostküste, werden im ersten Jahrhundert nach Christi Geburt schon Stoffe gewoben und gefärbt, deren Mustervorlagen von reichen römischen Auftraggebern stammten.
Diese jahrtausendealten Kontakte mit Menschen aus anderen Ländern, auch Europa, führten zu einer besonderen Weltoffenheit und einem gewissen Reichtum der Keraliten. Beides ist heute noch spürbar.

Aber nicht nur das unterscheidet Kerala von anderen Teilen Indiens. Knapp 90 % der Bevölkerung sind des Lesens und Schreibens mächtig. Kein anderer indischer Bundesstaat erreicht auch nur annähernd ähnliche Zahlen. Keralas Geburtenrate von unter 2 % ist die niedrigste in Indien. Bildung ist immer noch das beste Mittel gegen Überbevölkerung und ein wichtiger Wirtschaftsfaktor. Keralas Facharbeiter sind in ganz Indien begehrt, aber auch außerhalb der Grenzen, vor allem in den Golfstaaten und neuerdings auch in Deutschland. Nicht erst seit der Unabhängigkeit Indiens von den britischen Kolonialherren im Jahre 1947 ist Kerala der fortschrittlichste Bundesstaat Indiens.
1957 erhielt Kerala die erste frei gewählte kommunistische Regierung der Welt.
Der Landbesitz wurde gerechter verteilt, und es gibt seitdem sogar – für Indien sehr ungewöhnlich – eine aktive und erfolgreiche Frauenbewegung.
Die Höhenrücken der Westghats fungierten schon immer als natürliche Barriere, die Kerala vom restlichen Indien trennte.
In den dichten Wäldern wachsen die wertvollen Hölzer, aus denen die ayurvedischen

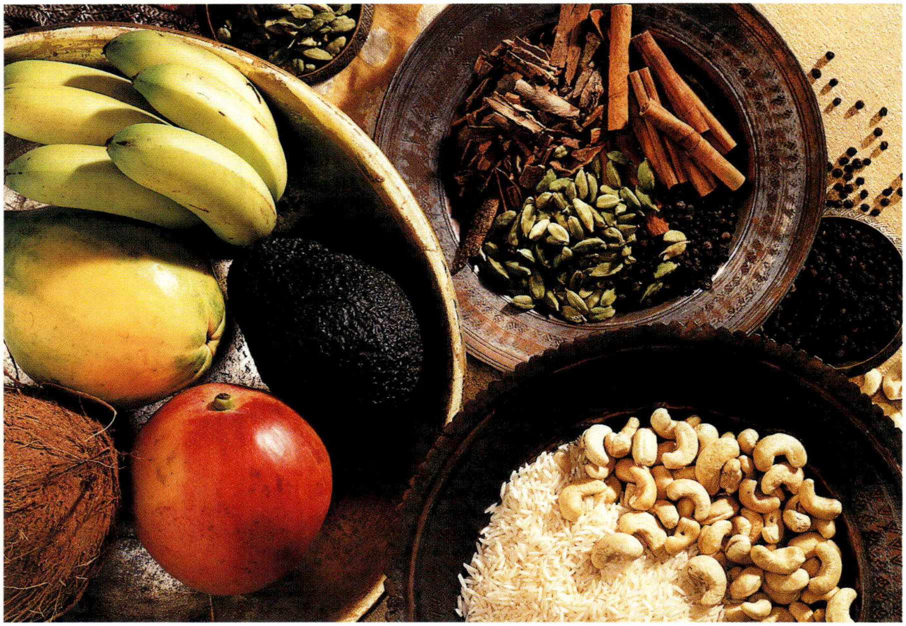

Abb. 6: Die Früchte Keralas.

Massagebetten geschnitzt sind. Und im fruchtbaren Mittelstreifen des Landes werden Zimt, Kardamom, verschiedene Nüsse, vor allem die wertvollen Cashewnüsse, und 25 000 Tonnen Pfeffer jährlich geerntet. Dazu kommen die tropischen Früchte, Reis, Mango, Papaya, Bananen, Ananas und nicht zuletzt die unzähligen Produkte der Kokosnusspalmen. Hier hat der Ayurveda seinen Ursprung, und hier finden sich auch die besten Zutaten zu einem Leben nach seinen Regeln.

Die erste Behandlung

Der freundliche junge Mann von der Rezeption bringt mich zu meiner Hütte, einem komfortablen Holzhaus im traditionellen Stil und fragt, ob ich in einer Stunde zu meinem Aufnahmetermin im Ayurveda-Krankenhaus sein kann. Ich bin einigermaßen erstaunt über dieses zügige Programm, doch die Neugier siegt über die Müdigkeit, und so gehe ich schon kurze Zeit später vorbei an zahllosen verwitterten Götterstatuen zur Vorhalle des Behandlungszentrums. Ich stelle meine Schuhe zu den anderen und betrete barfuß eine offene Halle mit bequemen Stühlen und ein paar schlichten Möbeln, sparsam dekoriert mit frischen Blumen. Nach allem, was ich gelesen habe, bin ich natürlich sehr gespannt auf das, was mich erwartet. Eine junge Ärztin und ein junger Arzt empfangen mich in einem einfachen Zimmer mit einem Tisch, drei Stühlen und einem Vorhang, hinter dem ich eine Liege ahne. In freundlicher und überraschend selbstverständlicher Atmosphäre erzählen mir die beiden etwas über Ayurveda. Die entspannte Botschaft: „Ayurveda ist keine Medizin, Ayurveda ist ein Lebensstil." Keine theoretische Überfrachtung, aber auch kein bedeutungsschwangeres Gerede. Einfach und klar. Dieser Eindruck sollte sich noch oft wiederholen.

Dann folgt ein sehr sorgfältiges und gleichzeitiges respektvolles Gespräch über meine Lebensumstände. Dabei interessieren sich meine Ayurveda-Ärzte mehr für meine Schlafgewohnheiten und Verdauungsprobleme als für die schweren Operationen, die ich hinter mir habe.
Es folgt ein Fragebogen mit zum Teil sehr privaten Fragen nach meinen Lebensumständen. Anschließend untersucht mich die Ärztin auch körperlich. Sie betrachtet meine Zunge, führt eine Pulsdiagnose durch und greift dann ganz selbstverständlich auch zum modernen Blutdruckmessgerät.
Auf der Liege hinter dem Vorhang folgt dann eine Ganzkörperuntersuchung, die sachlich und professionell durchgeführt wird. Ich überlege, wann ich zum letzten Mal so gründlich körperlich untersucht worden bin – ohne große Apparatetechnik, ganz auf der Basis von Fühlen und Hören.

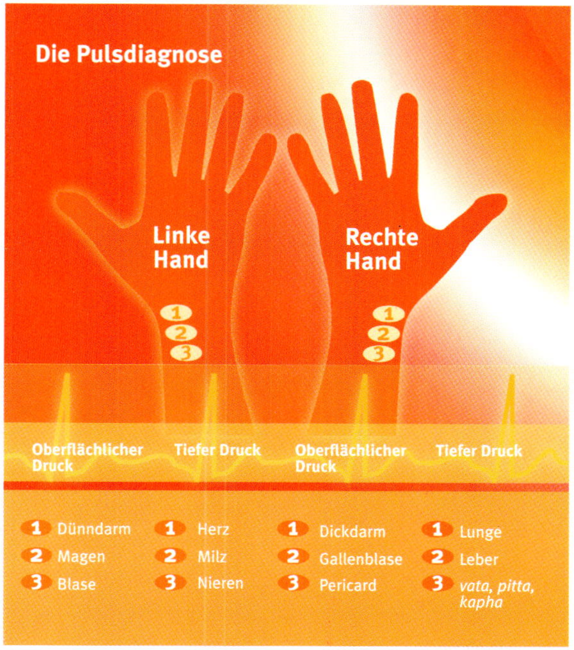

Abb. 7: Pulsdiagnose: Zeigefinger, Mittelfinger und Ringfinger messen an drei Stellen an der Innenseite der Handgelenke und mit unterschiedlicher Druckstärke den Puls. Der Puls lässt dann Rückschlüsse auf Störungen der Organe zu. Dabei muss erfühlt werden, ob die Pulsfrequenz schnell (80-100), hüpfend (70-80) oder langsam (60-70) ist.

Nach der etwa einstündigen Besprechung beginnt die Behandlung. Eine zierliche Inderin geleitet mich sanft und ungewohnt demütig zu dem Behandlungszimmer. Der schlichte Raum wird durch eine rote Ziegelwand begrenzt, die in eineinhalb Meter Höhe endet und den Blick freigibt in die bewegten Gipfel der Kokospalmen. Sulabha, so heißt meine Betreuerin, steckt ein paar Räucherkerzen in eine Ritze der Ziegelwand. Sanfte, geflüsterte Anweisungen, die immer mit einem „Sorry" starten, steuern mich erst auf einen Hocker zu einer Kopfmassage. Die Massage beginnt mit einer Verneigung vor dem Patienten und dem traditionellen Gruß *namaskar*. Das warme Kokosöl fließt aus Sulabhas Händen auf den Scheitel. Es duftet erdig-würzig, merkwürdig vertraut, und ich schließe wie im Reflex die Augen. Nach der Kopfmassage folgt eine Fußmassage auf der Bodenmatte – eine Aussage, die ich zuerst gründlich missverstehe.

Doch dann realisiere ich, was das bedeutet: Sulabha wäscht ihre Füße und greift nach einem kräftigen Seil mit einem soliden Knoten über ihrem Kopf, das einem Schiffstau alle Ehre machen würde. Dann fließt Öl auf meinen Bauch. Sie rafft ihren Kittelrock und massiert mich tatsächlich mit ihrem Fuß! Mit großer Geschicklichkeit bewegt sich die junge Frau über mir und hält sich dabei an dem Seil fest, das an der offenen Holzkonstruktion der Decke hängt. Die Berührung ihres Fußes wechselt von großer Zartheit zu kräftigem Druck, wie das nur mit dem ganzen Körpergewicht möglich ist.
Die anschließende Ganzkörpermassage mit der Hand erscheint mir dagegen wie ein federgleiches Streicheln. Nach fast zwei Stunden endet das Ritual, und ich bin sehr müde. Ich sehe Sulabha nach, wie sie in einem Gang verschwindet, und frage mich, wie oft sie diese Massage am Tag durchführen muss. Da erscheint sie schon wieder und reicht mir lächelnd eine frisch geöffnete Kokosnuss.

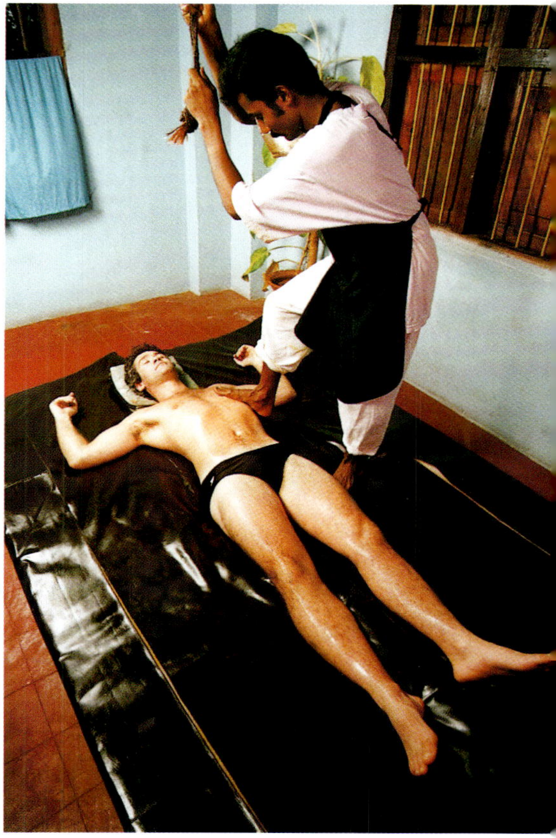

Abb. 8: Bei der Fußmassage wechselt die Zartheit der Berührung mit größerem Druck.

Der indische Paradiesgarten – heilende Pflanzen

Mein Weg führt durch den tropischen Park zurück zu meinem Cottage. Vereinzelt weisen Namensschilder in Malayam, der Sprache der Keraliten, und in Latein auf eine besondere Heilpflanze hin. Es tut mir gut, so den Untergrund einer Gesundheitslehre kennen zu lernen, die den Pflanzen vertraut.

„Wie ein Gift, wie ein Schwert, wie ein Feuer oder wie ein Donnerkeil
wirkt ein pflanzliches Heilmittel, das nicht genau erkannt ist.
Wenn man es aber genau erkannt hat, wirkt es wie ein Unsterblichkeitsnektar."
(Caraka Samhita, Arzt und Begründer der ayurvedischen Medizin, 1. Jahrhundert. v. Chr.)

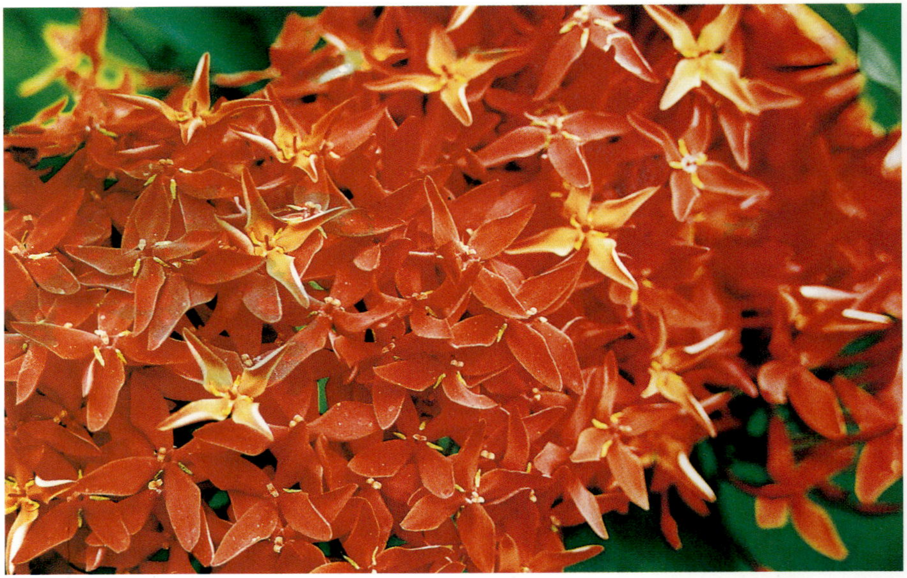

Abb. 9: Ixora coccinea, *die „Flamme der Wälder", blüht leuchtend rot.*

In den Gärten um das Hotel und die Klinik sind viele der im Ayurveda besonders geschätzten Pflanzen angebaut. Die meisten davon sind in Indien heimisch und fühlen sich hier im fruchtbaren Boden und feuchtwarmen Seeklima wohl. Ich erkenne die Rizinusstaude, Aloe Vera und Ingwer, doch die meisten Arten sind mir fremd. Ich bitte meinen Arzt, Dr. Ajith Kumar, mit mir einen Spaziergang zu machen, um mir die wichtigsten Pflanzen zu erklären. Er wundert sich etwas über mein ausgedehntes Interesse, findet dann aber doch Zeit für mich. Wir wandern umher, und er wählt die eine oder andere Heilpflanze aus, die ich fotografieren soll. Ich verstehe wenig von seinen Erklärungen, und auch die Auswahlkriterien für seine bevorzugten Pflanzen sind mir nicht klar. Monate später habe ich zu Hause mit Hilfe einer Freundin, die Apothekerin ist, in detektivischer Kleinarbeit versucht, die Pflanzen von Dr. Kumar zu identifizieren.
Da ist zunächst einmal:

Ixora coccinea

Es gibt etwa 150 Unterarten der *Ixora*, wovon die *Ixora coccinea* die bekannteste ist. Aufgrund ihrer leuchtend roten Blüte wird sie auch „Flame of the woods", die „Flamme der Wälder", genannt. Sie ist in Südostasien heimisch und dort sehr beliebt als immergrüne Garten- und Heckenpflanze. Die *Ixora coccinea* erinnert in ihrer Blüte an den auch rotblühenden Kaffeestrauch, und tatsächlich gehört sie wie der Kaffee botanisch zur Familie der *Rubiaceae*, der Rötegewächse. In keinem meiner Verzeichnisse finde ich einen Hinweis darauf, dass die *Ixora coccinea* auch eine Heilpflanze ist. Dasselbe gilt für die *Justicia gendarussa* aus der Familie der *Acanthaceae*. Auch sie ist bei uns nicht als Heilpflanze bekannt, sondern lediglich als Zierpflanze. Auch eine dritte Pflanze überraschte mich: Ihr Schild weist sie sogar als heilige Pflanze aus: *Ocimum sanctum.* Bei genauerer Betrachtung entpuppt sich *Ocimum sanctum* als eine Variante des uns

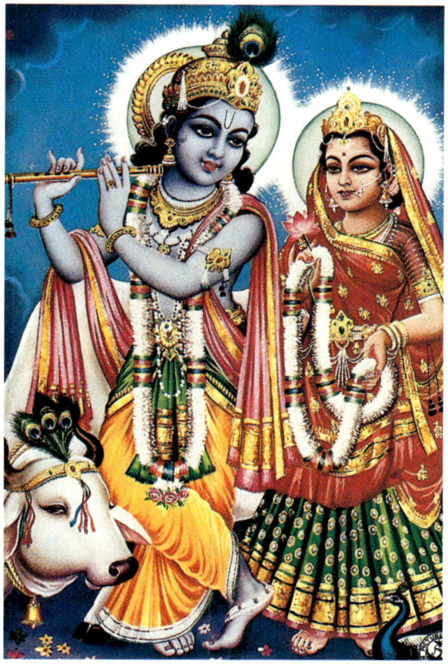

Abb. 10: Die hinduistische Götterwelt wird auch in den Heilpflanzen verehrt.

wohlvertrauten Basilikums. In Indien wird sie *tulasi* genannt. *Tulasi* wird als pflanzliche Manifestation des Gottes Vishnu verehrt und ist seiner Gemahlin Laksmi, Göttin der Schönheit und des Glücks, geweiht. Personifiziert wird das heilige Basilikum durch die Göttin Tulasidevi. Sie wird in der Haltung der Schutzverheißung und Wunschgewährung dargestellt. *Tulasi* soll genau wie die Schutzgöttin Tulasidevi die Boten des Todesgottes Yama vertreiben. Traditionell wird Basilikum in Indien eine Unzahl heilender Wirkungen nachgesagt. *Tulasi* hilft bei Erkältung und Husten, hohem Blutdruck, Impotenz. Darüberhinaus genießt sie als Pflanze der wichtigsten hinduistischen Götter Krishna und Vishnu große Verehrung. Diese kleinen Beispiele zeigen schon, welch ein Schatz an Wissen hier möglicherweise noch zu heben ist und wie wichtig es in Zukunft sein wird, die Kenntnisse über Heilpflanzen und Phytopharmaka weltweit zu vernetzen und allen zugänglich zu machen. Doch profitieren sollen davon nicht einzelne Großunternehmen, sondern Ärzte und Patienten in aller Welt. Die Sorge um die koloniale Ausbeute von Pflanzen und das traditionelle Wissen über Pflanzen ist berechtigter denn je. Vor einigen Jahren patentierte das amerikanische Chemieunternehmen W. R. Grace beim amerikanischen Patentamt Verfahrensweisen für die Herstellung von Niem-Extrakten. Niem ist der Dorfbaum Indiens und von hier stammen auch die Kenntnisse über ihn und die Wirkung seiner Extrakte. Mehr als eine halbe Million Inder versammelten sich in Bangalore, um gegen das internationale Patentrecht und die Vermarktung ihres Wissens ohne ihre Beteiligung zu protestieren. Sie trugen Zweige des Niembaumes in ihren Händen. Auch vor dem Europäischen Patentamt in München wurde um den Niembaum verhandelt.

Diese Beispiele sind keine isolierten Fälle, sondern zeigen die wissenschaftlichen und sozialen Konflikte der Zukunft. Es geht dabei um die aufregende Frage, ob eine Pflanze als ganzer Organismus patentiert werden kann, und um die Frage, welche Rechte mit dem traditionellen Wissen einer Kultur, wie es z. B. im Ayurveda vorliegt, verbunden sind. Das kom-

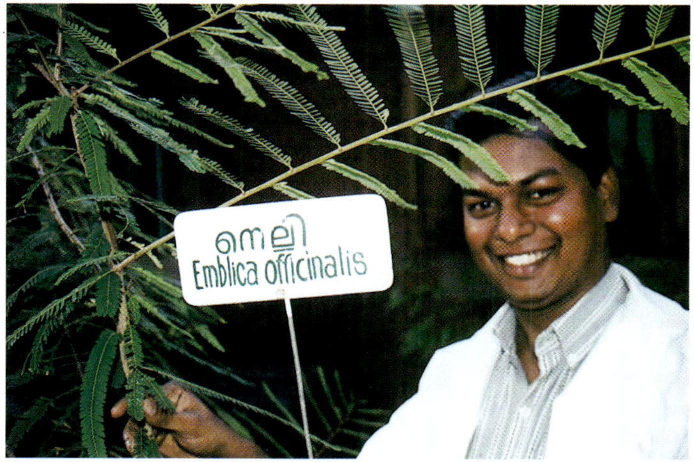

Abb. 11: Dr. Ajith Kumar legte Wert darauf, dass er mit Emblica officinalis *abgelichtet wurde.*

plexe Wissen über den Niembaum haben die Inder in mehr als tausend Jahren zusammengetragen. Kann ein internationaler Konzern daran die Rechte kaufen und damit Geschäfte machen?
Bei den Expeditionen früherer Jahrhunderte ging es um wertvolle Gewürze, Metalle und Mineralien, heute sind es wissenschaftliche Expeditionen, die nach interessantem Genmaterial suchen, um über Patente die Rechte daran zu erwerben. Wenn in Zukunft das Wissen über die Heilpflanzen allen Kranken preiswert zur Verfügung stehen soll, muss heute eine gerechte demokratische Lösung dieses Problems gefunden werden.

Schließlich führt mich mein geduldiger *vaid* in einen kleinen Kräutergarten und bleibt an einem Strauch stehen. Er zieht das Schild aus der Erde, greift nach einem Zweig und bittet um ein Foto. Zum ersten Mal möchte er ausdrücklich mit einer Pflanze auf dem Bild zu sehen sein. Ich komme seinem Wunsch gerne nach, obschon mir *Emblica officinalis* nichts sagt. Zu Hause stelle ich mit Erstaunen fest, dass der Wunsch von Dr. Kumar vielleicht doch einen Hintergrund hat. Meine befreundete Apothekerin findet für *Emblica officinalis* eine Fülle weiterer Namen und jede Menge Literatur. *Emblica officinalis* ist gleichbedeutend mit *Phyllanthus emblica*, *Myrobalani emblica*, Amblabaum und den einheimischen Namen *tamalaki*, *amla* oder auch *amalaki*.

Die Pflanze gehört zur Familie der *Euphorbiaceae*, der Wolfsmilchgewächse. Sie gilt als eines der am stärksten verjüngenden Mittel in der ayurvedischen Medizin und als besonders wirksames *rasayana*, also ein „Langes-Leben-Elixier", besonders für *pitta* -Konstitutionen. *Tamalaki* reinigt den Mund und fördert Zahn-, Nagel- und Haarwachstum. Die Sehkraft wird verbessert und Entzündungen in Magen und Darm heilen ab. *Tamalaki* ist deshalb auch die Grundlage für wichtige Aufbaumittel der ayurvedischen Medizin, wie z. B. für Chayavana Prasam. In verschiedenen ayurvedischen Kräuter- und Früchtemuszubereitungen findet man *Emblica officinalis* ebenfalls als Hauptinhaltsstoff. Die stark antioxidativ wirkenden Pasten werden *amla* genannt. Darüber hinaus heißt es, dass *tamalaki* oder auch *Emblica officinalis* Liebe, Glück und Langlebigkeit verleiht. Auch *tamalaki* selbst ist ein sehr langlebiger Strauch. Mein ayurvedischer Arzt und Lehrer wusste offensichtlich sehr genau, mit welcher Pflanze er von seiner deutschen Patientin fotografiert werden wollte.

„Die Essenz aller Dinge ist die Erde.
Die Essenz der Erde ist das Wasser.
Die Essenz des Wassers sind die Pflanzen.
Die Essenz der Pflanzen ist der Mensch."
(Chandogya Upanishad)

Die Grundlagen des Ayurveda

Ayurveda ist das etwa 3500 Jahre alte, schriftlich überlieferte Gesundheitssystem Indiens. Es präsentiert sich im Gegensatz zu westlichen Systemen als ein Lebenskonzept, das nicht nur Krankheiten heilen will, sondern versucht, eine umfassende und gleichzeitig einfache Antwort auf die Frage nach dem Sinn des Lebens zu geben. Am Anfang der Heilkunde steht der Schöpfer selbst, der dadurch, dass er sein Wissen weitergibt, eine fürsorgliche Rolle

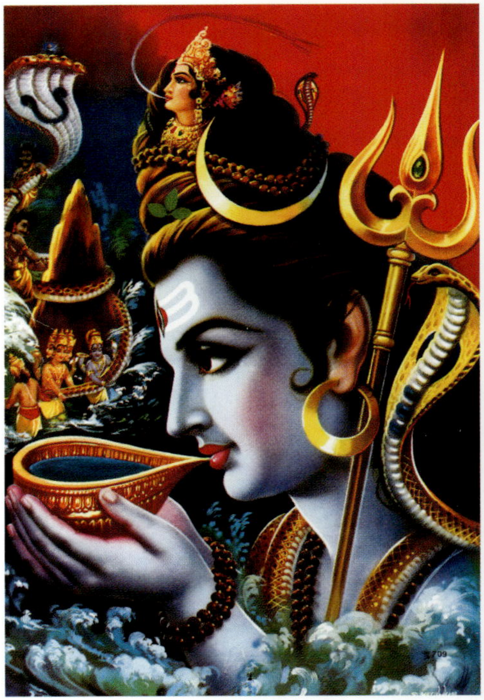

Abb. 12: Shiva trinkt den Unsterblichkeitsnektar amrta *aus der weißen Schale.*

für die von ihm geschaffenen Geschöpfe übernimmt. Die ältesten Texte werden daher als Offenbarungen bezeichnet. Hinter diesen Offenbarungen steht die Vorstellung, dass die Krankheiten den religiösen Fortschritt des Menschen behindern. Er muss also möglichst lange leben, damit er Zeit genug hat, „heilig“ zu werden, um damit aus dem Kreislauf von Geburt, Tod und Wiedergeburt befreit zu werden.
Auch in dem ältesten Mythos Indiens, der Schöpfungsgeschichte von der Quirlung des Milchmeeres, geht es um das lange Leben in seiner besten Form: die „Unsterblichkeit“.

„Einst arbeiteten die Götter und Dämonen zusammen, um durch die Quirlung des Milchozeans den Unsterblichkeitsnektar zu erlangen.
Sie benutzten dafür einen riesigen Berg als Quirl, den sie mit der Spitze nach unten auf eine Schildkröte stellten.
Auf dem Berg befestigten die Götter eine Schlange als Seil und begannen jeweils an einem Ende zu ziehen,
um den Quirl in Bewegung zu setzen.
Während der langen Arbeit entstanden aus dem Milchozean Sonne und Mond.
Schließlich entstieg ‚Dhanvantari', der Gott der Heilkunde dem Meer und hielt eine weiße Schale in den Händen,
worin der Unsterblichkeitsnektar ‚amrta' enthalten war.“

Das heutige Wissen vom Ayurveda basiert auf Aufzeichnungen um Christi Geburt und in den Jahrhunderten danach. Mit den großen Lehrern dieser Epoche Caraka Samhita, Susruta Samhita und Astanga Hrdaya Samhita löste sich die indische Medizin bewusst von ihren magischen Vorläufern.

Caraka Samhita	(1. Jahrhundert v. Chr.),
Susruta Samhita	(1. Jahrhundert n. Chr.),
Astanga Hrdaya Samhita	(7. Jahrhundert n. Chr.).

Ihre Schriften begründeten den wissenschaftlichen Ayurveda. Die ayurvedischen Ärzte der klassischen Epoche arbeiteten nach naturwissenschaftlichen Prinzipien und nicht wie ihre Vorgänger, die Schamanen älterer Epochen, mit magischen Praktiken. Lehrer wie Caraka Samhita und Susruta Samhita wussten bereits, dass der Körper nach Naturgesetzen funktioniert und hatten den Glauben an Götter, Geister und Dämonen als Krankheitsursache überwunden.

So entwickelte der Ayurveda schon früh eine erfolgreiche Diagnostik, die auf einer genauen Beobachtung basiert. Auch das breite Spektrum von Vorbeugung und Therapien erscheint im Lichte modernen Wissens noch heute vorbildlich.
Es erstreckt sich von einer hochentwickelten Hygiene im Alltag über eine fundierte Ernährungslehre einschließlich spiritueller Körperübungen wie Yoga bis hin zu einer sehr kenntnisreichen Pflanzenheilkunde, kombiniert mit effektiven physikalischen und badeheilkundlichen Methoden wie Massagen und Dampfbädern. Die klassischen Texte beschreiben eine höchst modern anmutende Aufteilung in acht eigenständige Bereiche der Medizin:

Einteilung der Medizin im Ayurveda
- Innere Medizin;
- Frauen- und Kinderheilkunde;
- Hals-Nasen-Ohren- und Augenheilkunde;
- Psychiatrie;
- Chirurgie;
- Toxikologie;
- Gesundheitsförderung;
- Revitalisierung und Sexualmedizin.

Sie haben die Geschichte und Entwicklung der Medizin auch in Europa geprägt. Doch die ungestörte Weiterentwicklung des Ayurveda litt in den letzten Jahrhunderten unter der Fremdherrschaft der Kolonialmächte auf dem indischen Subkontinent. Aber trotz aller Widerstände gegen die traditionelle Medizin blieb der Ayurveda in der indischen Bevölkerung bis heute lebendig. Inzwischen unterstützt auch die indische Regierung Ayurveda wieder als offizielles Medizinsystem des Landes. Die Ausbildung zum Ayurveda-Arzt an den Universitäten unterliegt der staatlichen Kontrolle und dauert insgesamt stattliche neun Jahre. Sechs Jahre brauchen die Studenten bis zum ersten Staatsexamen. Es folgen noch drei weitere Jahre Praxis in einer Ayurveda-Klinik. Erst nach dieser Zeit dürfen sich die Studierenden „Doctor of Ayurveda“ nennen.

Panchakarma und Stressmanagement – Ayurveda im Westen

In Deutschland existiert schon lange ein reiches Nebeneinander verschiedener medizinischer Denkweisen und Praktiken, wie z. B. die klassische Homöopathie, die anthroposophische Medizin oder andere Naturheilverfahren in der Tradition von Pfarrer Kneipp und Pfarrer Felke. In den letzten Jahren gewinnen die asiatischen Medizinkonzepte immer mehr Anhänger. Besonders

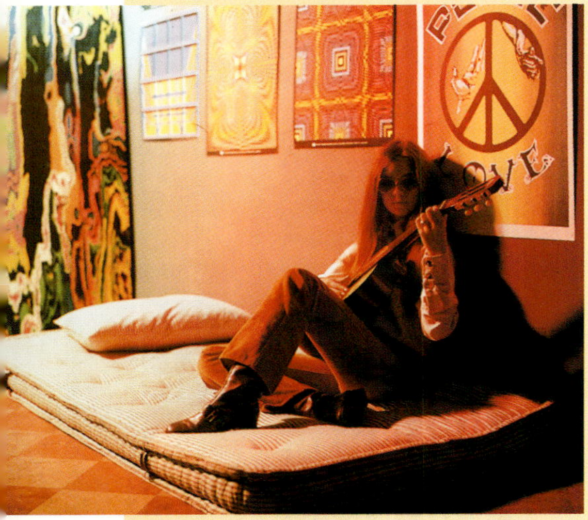

Abb. 13: Die Flower-Power-Zeiten der späten sechziger Jahre machten Maharishi Mahesh Yogi bekannt.

die Traditionelle Chinesische Medizin (TCM) hat es geschafft, sich Respekt zu verschaffen. Sie etablierte sich in erster Linie mit Hilfe der Akupunktur in unseren Arztpraxen. Die chinesische Botschaft plant sogar, ihr aufgegebenes Gebäude mit Park in Bonn in eine TCM-Klinik umzuwandeln. Der indische Ayurveda verfügt im Vergleich dazu bisher nur über eine geringe Bedeutung im Gesundheitswesen. Umso mehr wird über Ayurveda gesprochen und geschrieben: „Die Wohlfühl-Philosophie", „Wege zum Wohlsein", „Abheben ins Ayurveda-Paradies", so als ginge es weniger um ein ernstzunehmendes Medizinsystem als um eine neue Variante der modischen Wellness-Bewegung. Will man sich jedoch in Deutschland genauer über Ayurveda informieren, so ist die Wahrscheinlichkeit gering, dass man direkt etwas über den klassischen indischen Ayurveda erfährt. Vielmehr wird man meistens auf eine moderne Variante – den so genannten „Maharishi Ayur-Veda©" stoßen. Der „Maharishi Ayur-Veda©" – man beachte die veränderte und patentierte neue Schreibweise des Wortes „Ayurveda" – dominiert besonders den deutschen Ayurveda-Markt mit eigenen Kliniken, Büchern und Produkten. Begründer des „Maharishi Ayur-Veda©" ist der vielen von uns noch aus den Flower-Power Zeiten der späten sechziger Jahre bekannte Maharishi Mahesh Yogi, dem damals die Beatles und zahllose andere Berühmtheiten folgten.
Maharishi ist der Schüler des Shri Guru Dev, der die Transzendentale Meditation, kurz TM, als Entspannungstechnik erarbeitete. Nach dem Tod seines Lehrers organisierte Maharishi erfolgreich eine Bewegung zur weltweiten Verbreitung von TM. Dabei half ihm das Aufsehen, das die Beatles erregten, als sie sich 1967 zunächst von ihm unterweisen ließen, sich dann aber enttäuscht von ihm abwendeten. Ein Dokument dieser Zeit ist das Lied „Sexy Sadie" der Beatles, in dem John Lennon dichtet: „Sexy Sadie what have you done, you made a fool of everyone." Zu Deutsch etwa: „Sexy Sadie, was hast du getan? Du hast uns alle betrogen". Beatles-Biographen wie Neal Sawhney interpretieren „Sadie" nicht als Frau, sondern als Mann, als Synonym für Maharishi und das Lied als Absage an den Guru.
1975 verkündet der Maharishi ein neues Zeitalter, das so genannte „Zeitalter der Erleuchtung", und 1976 ruft er die „Weltregierung des Zeitalters der Erleuchtung" ins Leben. Die Transzendentale Meditation als wirksame „Bewusstseinstechnologie" soll laut Maharishi die großen Probleme dieser Welt lösen. Für den Maharishi stellt die Transzendentale Meditation das wichtigste Instrument bei der Erreichung seiner weitgehenden Ziele dar. Dazu muss man sagen, dass Meditieren als Entspannungstechnik unbestreitbare Effekte hat und vielen Menschen in aller Welt wertvolle Dienste leistet. Wissenschaftliche Untersuchungen belegen z. B. den blutdrucksenkenden Effekt der Meditation. Für Maharishi Mahesh Yogi ist seine spezielle Meditationstechnik, auch TM genannt, jedoch viel mehr.
1985 weitet der Maharishi seine Aktivitäten auf den medizinischen Bereich aus und verkündet den „Weltplan für vollkommene Gesundheit". Dazu bedient er sich des klassischen Ayurveda und interpretiert dieses Medizinkonzept inhaltlich um. Entsprechend seiner Auffassung bekommt TM in diesem

neuen „Maharishi Ayur-Veda©" eine zentrale Bedeutung als Therapieform. Im klassischen Ayurveda spielt die Meditation als Therapieform keine große Rolle, wohl aber Yoga. Das „Maharishi Ayur-Veda©" kombiniert fraglos TM und Verfahren speziell des südindischen Ayurveda, die sich für westliche Patienten als besonders Erfolg versprechend erwiesen haben. Dazu zählen die Reinigungstechniken Panchakarma und die Massageanwendungen. Dieser „Zwitter aus TM und Ayurveda" wird seitdem von dem Guru als „Allheilmittel" auf dem Weg zu „körperlicher und geistiger Gesundheit" angepriesen. Die Neuerfindung „Maharishi Ayur-Veda©" für den lukrativen Gesundheitsmarkt verfügt in Deutschland über mehr als zehn Gesundheitszentren und Kliniken und bildet in eigener Regie Ayurveda-Ärzte aus. Während in Indien das staatlich kontrollierte ayurvedische Medizin-Studium allein zwölf Universitätssemester im Grundstudium dauert, bietet „Maharishi Ayur-Veda©" westlichen Medizinern an, die Grundlage des Ayurveda in wenigen Wochen zu lernen. Dazu schreibt der Pfarrer Joachim Keden, Beauftragter für Sekten- und Weltanschauungsfragen der Evangelischen Kirche im Rheinland in seinem Buch: „Sekten, Geister, Wunderheiler. Orientierungshilfen für den Markt der Sinnanbieter":
[...] von dem „sicherlich ernst zu nehmenden medizinischen System des Ayurveda muss deutlich die Maharishi Mahesh Yogi-Bewegung mit ihrer Transzendentalen Meditation und ihrem Maharishi Ayurveda abgegrenzt werden [...] Auch wenn die Maharishi-Bewegung teilweise mit Verfahren der ayurvedischen Medizin operiert,

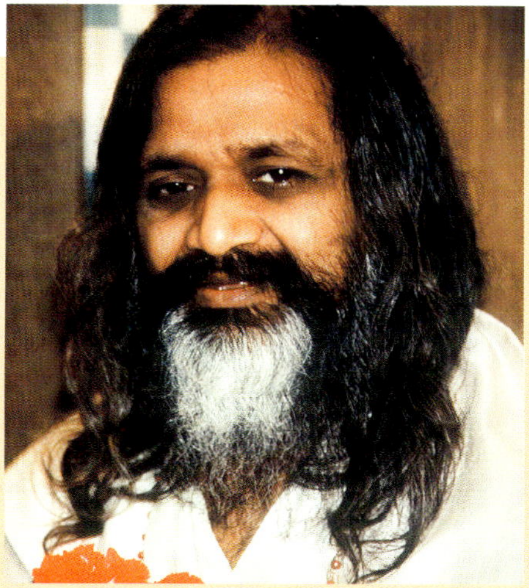

Abb. 14: Maharishi Mahesh Yogi – der Erfinder des „Maharishi Ayur-Veda©".

sind sie doch eingebunden in ein überwiegend spirituell und kommerziell ausgerichtetes System zweifelhaften Charakters. Vor ihnen muss, auch aus medizinischer Sicht, gewarnt werden ...."

Dem deutschen Verbraucher ist selten klar, wer sich hinter den Angeboten versteckt, da die Begriffe „Ayurveda" für das traditionelle Medizinsystem Indiens und der patentierte Markenname des Maharishi-Konzerns „Maharishi Ayur-Veda©" häufig fälschlicherweise gleichgesetzt und synonym verwendet werden. Leider sind nur wenige Patienten über diese Hintergründe informiert. Sie bemerken daher die Unterschiede gar nicht. Maharishi Mahesh Yogi und seinen Anhängern kann diese Verwischung der Quellen nur recht sein. Aus ihrer Sicht stellt der neue „Maharishi Ayur-Veda©" die Weiterentwicklung des Ayurveda für den Westen dar. Dazu sagt der Medizinwissenschaftler Prof. Dr. Schmädel 1994 in seinem Aufsatz „Ayurveda – Quo vadis?":
„Bei der angeblichen inhaltlichen Weiterentwicklung des Ayurveda speziell in der therapeutischen Praxis wird aber klar, dass es sich bei „Maharishi Ayur-Veda©" nicht um eine Weiterentwicklung von Ayurveda handelt, sondern vielmehr darum, Ayurveda für ganz andere Ziele zu benutzen."

Dem neuen „Maharishi Ayur-Veda©" ist sicherlich zu verdanken, dass Ayurveda in die Schlagzeilen gekommen und bekannt geworden ist. Andererseits sorgt die Verquickung von „Maharishi Ayur-Veda©" und dem klassischen Ayurveda auch für den angeschlagenen Ruf dieses Gesundheitskonzeptes speziell in Deuschland – mit dem Effekt, dass sich Universitäten und medizinische Experten zurückhalten. Wir von der Hobbythek meinen, dass der Weg zum klassischen Ayurveda, als Lehre von der Kunst gesund zu leben, frei bleiben muss. Das Wissen des klassischen indischen Ayurveda sollte allen Menschen zur Verfügung stehen und nicht zum Eigentum eines Konzerns werden, der das ganze Erfahrungswissen einer Kultur auf industriell verwertbare Produkte hin durchforstet und vermarktet. Auch in Deutschland gibt es Zugang zum klassischen Ayurveda in Ausbildung und Produkten. Man muss nur etwas länger suchen. Unser Kontaktadressenverzeichnis (*siehe Seite 95*) nennt Institute und Firmen, die sich durch langfristig angelegte und faire Geschäftsbeziehungen mit den Primärproduzenten in Indien auszeichnen.

Das Bild vom Menschen – vata, pitta und kapha

*„Wer der Tugend der Selbstverwirklichung hingegeben ist,
deren Wesen fünffach ist, nämlich Erde, Wasser, Feuer, Luft und Raum,
dessen Körper wird nicht von Krankheit, Alter und Tod betroffen."*

Die fünf Elemente und die drei *doshas*

Es wird viel darüber spekuliert, ob die griechische Heilkunde von der indischen abstamme oder die indische von der griechischen. Viele Hinweise sprechen dafür, dass es einen Austausch von medizinischem Wissen zwischen den alten Griechen, den Arabern und den Indern sowie den Chinesen gab. Es existierten auch schon vor Christi Geburt große transkontinentale Handelswege, die Indien mit Europa verbanden. Und warum soll neben dem Transport von Gewürzen nicht auch ein medizinischer Gedankenaustausch stattgefunden haben? Beide weit entfernten Denkschulen suchten schon vor Christi Geburt nach den Prinzipien der Erkenntnis und fanden sie übereinstimmend in der Elementelehre. Für den griechischen Philosophen Empedokles waren das die *vier* Elemente „Feuer", „Luft", „Wasser" und „Erde".
Später betrachtete Aristoteles die vier Elemente als ineinander umwandelbare Bausteine der Welt und fügte ihnen eine unveränderliche fünfte Wesenheit, die „quinta essentia", den „Äther", als Himmelsbaustein zu.

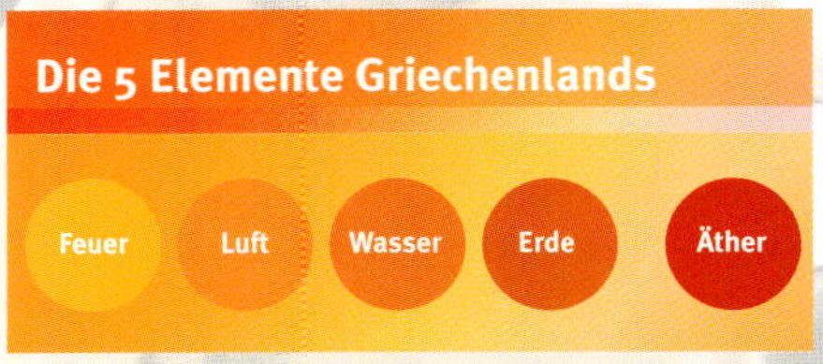

Dieses Modell des Aristoteles ähnelt sehr der Lehre von den fünf Elementen des Ayurveda:
Die fünf Elemente sind auch heute noch für die Lehre des Ayurveda bestimmend. Danach besteht das Universum aus den fünf ewigen Elementen, nämlich:

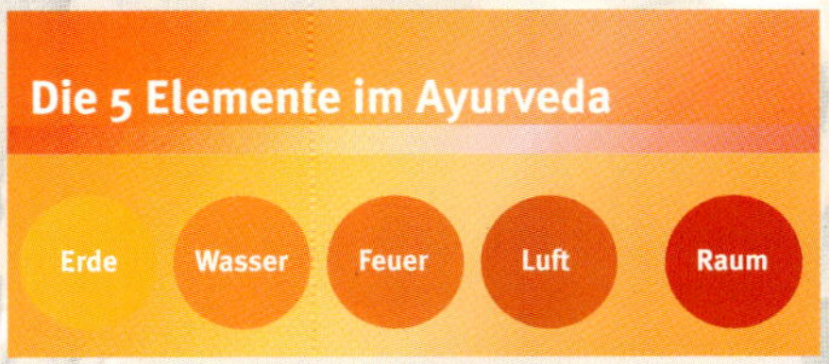

Den fünf Elementen sind die fünf Sinnesorgane zugeordnet, mit denen sich unsere Welt erschließt:

- Raum und Hören;
- Luft und Fühlen;
- Feuer und Sehen;
- Wasser und Schmecken;
- Erde und Riechen.

Die Beziehung zwischen den Elementen und den *doshas*

Im lebendigen Organismus des Menschen verdichten sich die fünf Elemente zu den drei *doshas;* man könnte sie als grundlegende Lebensenergien oder auch Bioprinzipien bezeichnen. Das Sanskritwort *dosha* ist praktisch nicht übersetzbar. Nach der Lehre des Ayurveda besitzt jeder Mensch von Geburt an eine einzigartige Ausstattung. Die drei *doshas* (siehe auch *Seite 24*) sind das zentrale Erkärungsmodell des Ayurveda, über das Gesundheit und das Entstehen von Krankheit verstanden wird.

Die drei *doshas* sind also den Elementen zugeordnet, und die Eigenschaften der *doshas* ergeben sich aus den Eigenschaften der Elemente.

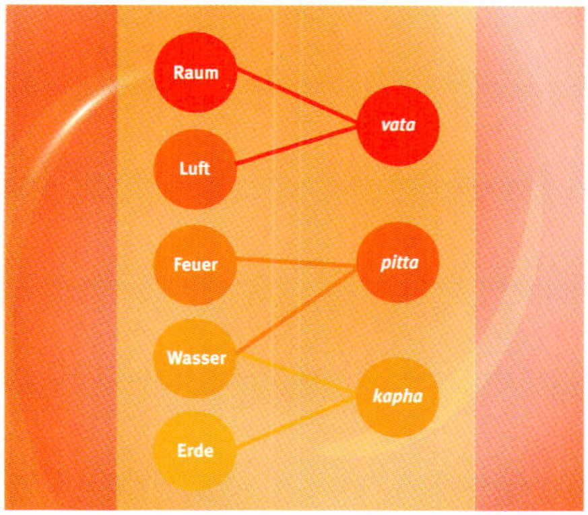

„Vata zeigt sich als: Trockenheit, Kälte, Leichtigkeit, Rauheit. Er ist durchdringend, mit zwei Eigenschaften ausgestattet und besitzt im großen Maß die Eigenschaft rajas."

„Pitta ist intensiv, flüssig, nach Fleisch riechend, dunkel oder auch gelb, heiß und besitzt einen scharfen Geschmack; wenn es gestört ist einen sauren Geschmack."

„Kapha ist weiß, schwer, fettig, trübe und kalt, er ist bekannt als süß im ungestörten Zustand, im gestörten aber als salzig."
(Susruta Samhita, Arzt und Begründer der ayurvedischen Medizin)

Solche Texte erscheinen uns heute zunächst einmal ziemlich seltsam. Sie kommen im wahrsten Sinne des Wortes „aus einer anderen Welt". Doch bei einem genauerem Studium versteht man, dass die drei *doshas* biologische und psychische Merkmale beschreiben, die in jedem Menschen in einem ganz individuellen „Mischungsverhältnis" vorkommen. Reine Ausprägungen eines *dosha* sind ganz selten. Wir sind alle mehr oder weniger Mischtypen. Dieses Mischungsverhältnis ist von Geburt an festgelegt und soll das biologische Gleichgewicht kennzeichnen. In der Sprache der modernen Naturwissenschaft kennt man diesen Zusammenhang als Homöostase. Die Homöostase ist die Selbstregulation eines biologischen Systems im dynamischen Gleichgewicht. Das Konzept der drei *doshas* oder auch *tridoshas* beschreibt genau diesen Zusammenhang im jahrtausendealten Lehrgebäude des Ayurveda.

Welches *dosha* bin ich?

„Perfektion ist als Norm zu betrachten und Unvollkommenheit als das Individuelle, Einzigartige, Unverwechselbare."
(Isabella Rossellini)

Wir sind nicht perfekt. Selbst das Supermodel Isabella Rossellini nicht, und wir sind auch nicht alle gleich. Gerade das ist es, was unser Leben ausmacht. Doch dieses Alltagswissen scheint plötzlich völlig vergessen bzw. völlig bedeutungslos zu sein, wenn wir Ratschläge austauschen, z. B. Anweisungen für eine besonders wirksame Diät oder ein gutes Mittel gegen Schnupfen oder gar Allergien. Ernährungswissen-

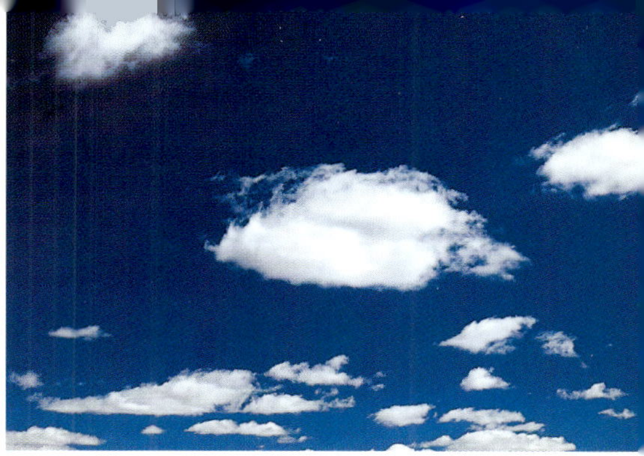

Abb. 15: Luft und Raum ergeben vata.

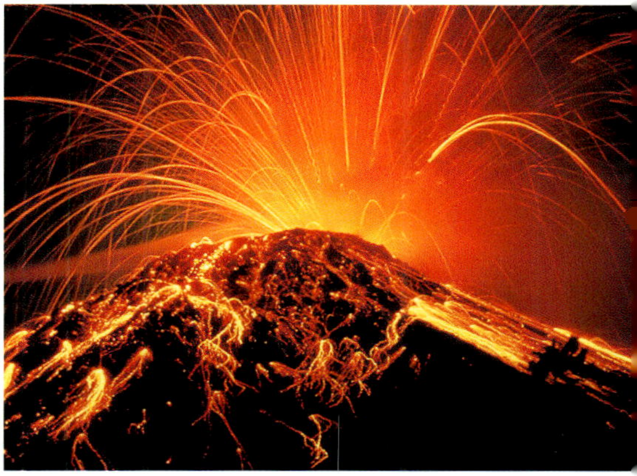

Abb. 16: Feuer und Wasser ergeben pitta.

Abb. 17: Erde und Wasser ergeben kapha.

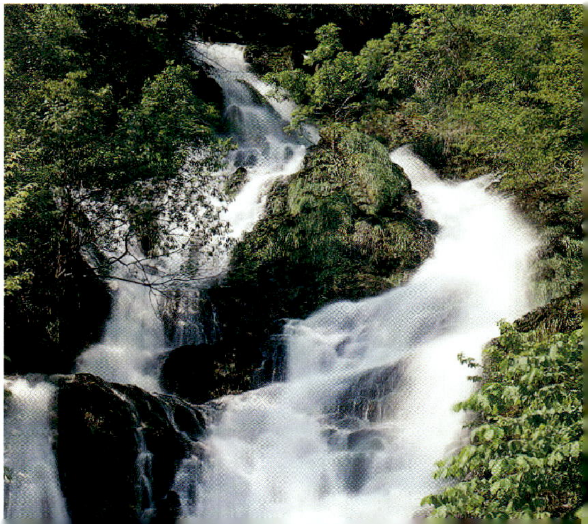

schaftler geben uns Regeln mit auf den Weg, die sich z. B. so anhören: Die Deutschen essen zu fett, zu salzig, zu viel usw. Ärzte haben für bestimmte Laborbefunde ihren so genannten „Goldstandard" in der Behandlung; es herrscht die Auffassung, dass Krankheiten im Prinzip immer gleich verlaufen und damit auch bei allen Menschen gleich behandelt werden können. Die Ähnlichkeiten der Menschen untereinander finden mehr Beachtung als die Unterschiede. Das ist beim Ayurveda anders. Für die indische Erfahrungsmedizin stand schon immer die Einmaligkeit des Menschen, sein individuelles *dosha* im Vordergrund. Für die ayurvedischen Ärzte, die *vaids*, kreist die medizinische Praxis und auch die Theorie immer um den Menschen, nicht um die Krankheit, während unsere moderne Medizin im Rausch ihrer unbestreitbaren Erfolge den Menschen aus dem Blick verloren hat. Jeder, der einmal im Krankenhaus war oder bei einem Facharzt, kennt Beispiele für diese Entwicklung.

Es gibt vielleicht noch einen ganz anderen Grund, warum die offensichtlichen Unterschiede zwischen den Menschen und ihren Verhaltensweisen in der Medizin so lange missachtet wurden: Typenlehren, an die auch das ayurvedische Prinzip der *doshas* auf den ersten Blick erinnert, sind in der Vergangenheit in Verruf geraten und missbraucht worden.

Die wohl bekannteste Lehre dieser Art ist die Körperbautypologie von Ernst Kretschmer (1888 – 1964), der bekanntlich drei Körperbautypen, den Pykniker, den Leptosomen oder auch Astheniker und den Athletiker unterschied. Der Pykniker wird durch einen gedrungenen Körperbau mit Neigung zu Fettansatz beschrieben, der Leptosome bezeichnet den schlanken, hageren Typ und der athletische Typ nennt einen muskulösen, kraftvollen Körperbau sein Eigen. Den Unterschieden im Körperbau wurde auch eine gewisse Anfälligkeit für geistige Krankheiten zugesprochen, denn Kretschmer arbeitete als Psychiater. Auch Carl Gustav Jung stellte eine Typenlehre auf, gegliedert in einen extrovertierten und introvertierten Typus, mit den jeweiligen Untertypen eines Gefühltyps, eines Denktyps, eines Intuitionstyps und eines Empfindungstyps.

Typenzuweisungen wurden auch in der nationalsozialistischen Ideologie aufgegriffen und zu einer menschenverachtenden und willkürlichen Ordnung höherwertiger und minderwertiger Menschen missbraucht. Diese Erfahrungen aus der Vergangenheit sollten uns vor Missbrauch schützen. Vorsicht ist immer angesagt, wenn die Kategorien der Einteilung simpel und starr sind und wenn sie dazu dienen können, Menschen zu diskriminieren.

Das ayurvedische Prinzip der drei *doshas* unterscheidet sich jedoch grundlegend von vereinfachenden Typen- und Konstitutionszuweisungen. Sie sollen vielmehr dem ayurvedischen Arzt, dem *vaids*, helfen, sich der Individualität so genau wie möglich zu nähern. Die nahezu unüberschaubar vielen Eigenschaften von Körper und Psyche, die in den klassischen Texten des Ayurveda auftauchen, sind als didaktische Hilfen zu verstehen, mit denen der Medizinstudent seine Beobachtung schärfen kann.

Jeder, der anfängt, sich für Ayurveda zu interessieren, möchte wissen: „Was ist denn nun mein *dosha*?" So ging es auch mir, denn viele Texte über Ayurveda setzen komplizierte Auswertungsbögen zur *dosha*-Analyse an den Anfang ihrer Anleitungen, so dass man den Eindruck bekommt, man muss nur sein *dosha* herausfinden und dann ist der Rest auch klar, so ähnlich wie man das von der Farbberatung kennt. Doch in Indien und auch in Deutschland habe ich am eigenen Leibe erfahren, wie heikel die Beurteilung des *dosha* ist. So stuften mich verschiedene ayurvedische Ärzte nach sorgfältiger Untersuchung und Pulsdiagnose unterschiedlich ein. Einmal war ich *kapha-vata,* mit *kapha*-Schwerpunkt und ganz wenig *pitta,* das nächste Mal *pitta-vata* mit extrem wenig *kapha.* Die Einordnung scheint also auch für Experten nicht ganz so einfach zu sein. Der Grund dafür ist sicher, dass fast alle Menschen Mischtypen sind und darüber hinaus ihr ursprüngliches *dosha* durch viele Verhaltensweisen gestört ist. Sensibilisiert durch diese Erfahrungen fing ich an, mich nach den aufgeführten Merkmalen von *Seite 24* zu beobachten, mit dem Erfolg, dass mir viele Merkmale und Besonderheiten auffielen, auf die ich sonst nicht geachtet hätte. Nach dieser Selbstbeobachtung neige ich dazu, nun meiner ersten Diagnose *kapha-vata,* mit *kapha*-Schwerpunkt Recht zu geben, mit dem Zusatz, dass ich unter einer offensichtlich für viele meiner Zeitgenossen typischen *vata*-Störung leide.

Doch was bedeutet das alles nur? *Vata, pitta* und *kapha*?

Nach dem Menschenbild des Ayurveda sind die drei *doshas* von Geburt an in einem individuellen Verhältnis angelegt. Dieses Mischungsverhältnis der *doshas* bestimmt die persönliche Disposition. Es ist sozusagen die Basis, von der aus wir ins Leben starten. Diesen Zustand nennt die

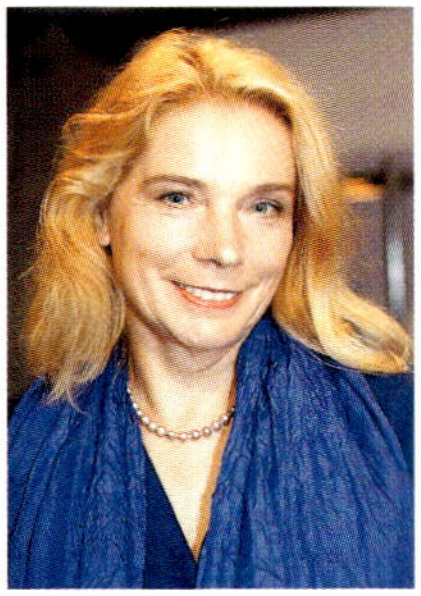

Abb. 18: Bin ich vata, pitta *oder* kapha*?*

Lehre des Ayurveda *prakriti*. Sie bleibt als innere Voraussetzung auch ein Leben lang erhalten und regelt die körperlichen und psychischen Funktionen. In seltenen Fällen ist das Verhältnis der drei *doshas* ganz ausgewogen oder es tritt ein *dosha* sozusagen in Reinkultur auf. Meistens überwiegen zwei dieser Grundenergien im Körper. Wenn ein Mensch im Einklang mit dieser Disposition lebt, gilt er im Ayurveda als gesund und bleibt auch gesund. Er fühlt sich rundum wohl.

Krankheiten entstehen durch Störungen des persönlichen Mischungsverhältnisses dieser *doshas*. Solche Störungen entwickeln sich aus dem eigenen Verhalten, aus der Umwelt, der Seelenlage, aus den Tages- und Jahreszeiten, dem Wetter, aus Freude und Ärger, aus der Arbeit und vor allem durch die Ernährung. So wandelt sich der Zustand des *prakriti* im Laufe des Lebens in den *vikritit*-Zustand um; das ursprüngliche Gleichgewicht der *doshas* geht verloren. Der Ayurveda-Arzt versucht, mit verschiedenen Therapien den ursprünglichen *prakriti*-Zustand wiederherzustellen. Dazu bedient er sich der *doshas*, denn alle inneren und äußeren Umstände des Lebens haben Einfluss auf die drei *doshas*: *vata, pitta* und *kapha*.

Vereinfacht ausgedrückt besteht *vata* aus den Elementen Luft und Äther und gilt als die Lebensenergie schlechthin. Sie reguliert z. B. die Aktivität des Nervensystems, der Sinne und die Atmung.
***Vata*-Typen** haben eine schnelle Auffassungsgabe, viel Fantasie und können zupacken. Sie sind wirbelig, energiegeladen und empfindlich. Sie neigen zu Unruhe und Hektik.
Ist *vata* gestört, dann leidet der Patient unter Schlaflosigkeit, Magenschmerzen, Nervosität oder auch an Psychosen. Der moderne westliche Lebensstil strapaziert die *vata*-Prinzipien und führt damit zu *vata*-Störungen. Diese sind deshalb besonders häufig anzutreffen.

Kapha wird aus Erde und Wasser gebildet und ist verantwortlich für die Struktur des Körpers, für Wachstum und Gelenkigkeit.
***Kapha*-Typen** sind treu, anhänglich und behalten in schwierigen Situationen die Nerven. Ohne äußeren Anstoß neigen sie manchmal zur Lethargie. Ist *kapha* gestört, leidet der Patient an einem übermäßigen Schlafbedürfnis, Schlaffheit, Niedergedrücktheit, Kältegefühl und Übelkeit.

Pitta stellt Feuer und Wasser dar. Dieses *dosha* ist für die biochemischen Vorgänge im Körper zuständig, die mit Wärme verbunden sind, wie Stoffwechsel und Verdauung.
***Pitta*-Typen** sind nie langweilig. Sie sind leidenschaftlich und temperamentvoll und neigen zur Dominanz. Sich selbst und anderen gegenüber sind sie oft überkritisch.
Pitta-Störungen zeigen sich in Entzündungen, Hautausschlag, Fieber, Krankheiten des Verdauungstraktes, Unzufriedenheit und Ärger.

Eine genaue Selbstbeobachtung kann uns die Frage beantworten: Welches ist das vorherrschende Prinzip? Wie stark sind *vata, kapha* und *pitta* vertreten? Die Tabelle von *Seite 24* hilft dabei. Nachdem man sich in etwa ein Bild seiner *doshas* gemacht hat, kann man auch besser Störungen erkennen. Die ins Ungleichgewicht geratenen Kräfte zeigen uns Symptome, an denen wir sehen können, wo die Ursache der Schädigung sitzt. Ayurveda lehrt uns, schon winzige Veränderungen als Signale des Körpers ernst zu nehmen. Wenn wir früh reagieren, wird es auch gelingen, den Körper wieder in die Balance zu bringen und damit gesund zu bleiben.
Vata-Typen neigen zu Herzbeschwerden, Rheumatismus, Ängstlichkeit, Unfruchtbarkeit und Impotenz. Sie sollten sich eine, auch emotional, warme Umgebung schaffen und versuchen, einem geregelten Leben mit ausreichend Muße nachzugehen.
Pitta-Typen neigen zu Bluthochdruck, Magen- und Darmbeschwerden, Hauterkrankungen und Entzündungen. *Pitta*-Typen brauchen körperliche Aktivität und regelmäßige Aufnahme von Nahrung und Getränken. Sie sollten versuchen, die Dinge des Lebens mit Abstand zu betrachten.
Kapha-Typen neigen zu Verdauungsproblemen, Erkältungen, Lungen- und Brusterkrankungen. *Kapha*-Typen sollten sich um ein körperlich und geistig anregendes Leben bemühen und nicht nur Pläne machen, sondern sie auch durchführen.

Die drei doshas	*vata* oder *vayu* (Raum und Luft)	*pitta* (Feuer und Wasser)	*kapha* (Wasser und Erde)
Körper	Leicht schlank bis dünn.	Mittlerer Körperbau, mittelgroß, empfindliche Organe, neigt zu Körpergeruch.	Klare Augen, klares Gesicht, klares Aussehen, stabiler kräftiger Körperbau, wohlproportioniert, starke Bänder.
Gewicht	Nimmt schwer zu, aber leicht ab.	Nimmt leicht zu und ab.	Nimmt leicht zu, aber schwer ab.
Haare	grobe Haare und Nägel, trocken und dünn.	Glatt, fein, manchmal rötlich, neigt zu vorzeitigem Haarausfall und grauem Haar.	Dick, ölig, wellig.
Haut	Hat oft hervortretende Adern, eher rau, trocken, kühl, dunkel, bräunt leicht.	Neigt zu Leberflecken, Sommersprossen und Pickeln, glänzende Haut, frühzeitiges Auftreten von Falten, neigt zu Sonnenbrand.	Kühl, glänzend bis ölig, bräunt leicht, fettig, feucht.
Bewegungen	Schnell.	Exakt, bestimmt.	Sicher, langsam und gleichmäßig.
Geistige Aktivität	Rasch und wach, einfallsreich.	Scharfer Intellekt, tüchtig, Perfektionist.	Zögerliches Beginnen, gelassen, ruhig, stabil.
Gedächtnis	Schnelles Lernen und Vergessen.	Generell gutes Gedächtnis.	Gutes Langzeitgedächtnis.
Appetit	Unregelmäßig.	Übermäßiger Hunger und Durst.	Beständig Hunger und Durst.
Verdauung	Unregelmäßig, neigt zu Verstopfungen.	Regelmäßig, große Mengen, weicher Stuhl.	Langsam, regelmäßig, mäßiges Volumen.
Ausdauer	Nicht gut, schnell erschöpft.	Unduldsam und Mangel an Ausdauer.	Ausgezeichnet.
Schlaf	Braucht wenig Schlaf, leichter unterbrochener Schlaf.	Mäßig, leicht, erholsamer Schlaf.	Viel, lang und tief, erholsamer Schlaf.
Klima, Wetter	Kann Kälte nicht ertragen und fröstelt leicht.	Kann Hitze nicht vertragen.	Abneigung gegen feucht-kühle Witterung.
Reaktion bei Stress	Leicht reizbar, zeigt schnell Furcht und Ärger.	Schnell verärgert, kritisch, gereizt.	Nicht so schnell aus der Ruhe zu bringen.

Ayurveda für alle

Anstelle weiterer gelehrter Abhandlungen über Ayurveda möchte ich ein indisches Märchen erzählen. Es heißt: Der Arzt und der Kranke.

Ein Mann kam zu einem Arzt und da ihn Leibschmerzen plagten, warf er sich zu Boden und wälzte sich umher, jammerte in seiner Schwäche und bat um ein Heilmittel. Der Arzt fragte die Begleiter des Kranken: „Was hat er denn heute gegessen?" Sie sagten: „Heiße Brotschnitten." Da gab der Arzt seinen Dienern die Weisung: „Reicht mir ein Mittel, welches die Sehkraft stärkt! Ich will es diesem Kranken in die Augen träufeln!"
Da schrie der Mann: „Ach Doktor! Das ist doch kein Anlass zu Spaß und Scherz! Ich habe Leibschmerzen, dass ich laut aufschreien muss, und du weist mir eine Medizin für die Augen an! Was hat denn ein Augenwasser mit Leibschmerzen zu tun?"
Der Arzt erwiderte ihm: „Ich will dir die Sehkraft schärfen, damit du Schwarz und Weiß unterscheiden lernst und nicht wieder verbranntes Brot verzehrst.
Darum ist es wichtiger, die Augen zu kurieren als den Bauch."

Ayurvedische Praxis

Auf den ersten Blick klingt diese Geschichte etwas merkwürdig, aber auf seine Art erzählt es uns einiges über die traditionelle Heilkunst in Indien. „Was hat er denn heute gegessen?" fragt der Arzt den Kranken als erstes. Das zeigt, wie wichtig dem Arzt die Ernährung seiner Patienten ist. Dann folgt eine fast schon grausam zu nennende Behandlung des schmerzgeplagten Mannes: „Reicht mir ein Mittel, welches die Sehkraft stärkt! Ich will es diesem Kranken in die Augen träufeln!" Auch dahinter steckt Überzeugung des Arztes. Es geht ihm nicht um die Symptome, sondern um die Ursache einer Krankheit und die liegt, so die weitere Lehre dieser Geschichte, im eigenen Fehlverhalten.

Was haben Sie heute Nacht geträumt?

Jeden Morgen widmen sich mein Ayurveda-Arzt und meine -Ärztin freundlich und mit großer Geduld meinem Empfinden. „Was haben Sie heute Nacht geträumt?" Sie zeigen ein Interesse an mir und meinen Lebensgewohnheiten, das man hier im Westen nahezu als Neugier einstufen würde. Dahinter steckt ein Verständnis von „Ganzheit", das uns verloren gegangen ist und das beim ersten Erleben befremdliche Gefühle auslöst. Der Blutdruck wird gemessen und der Puls gefühlt. Ich bekomme eine leckere Fruchtpaste für meine Verdauung und der Zustand meines Stuhls ist Anlass täglicher Nachfrage. Alle, auch kleinste Veränderungen und Beobachtungen, werden sorgfältig registriert und notiert.
Der Ayurveda ist eine hohe Kunst der Sinneswahrnehmung, ein genaues Betrachten von Symptomen, den Ausscheidungen und der subjektiven Befindlichkeit. So gesehen ist Ayurveda eine exakte Wissenschaft, die das Arzt/Patient-Verhältnis in den Vordergrund stellt. Die ayurvedischen Ärzte bemühen sich um einen individuellen Zugang zum Patienten. Sie versuchen, die aktuelle Situation des Patienten möglichst genau zu erfassen und beteiligen ihn aktiv am therapeutischen Prozess.
In diesem methodischen Vorgehen weist der Ayurveda frappierende Übereinstimmungen mit der klassischen Homöopathie auf. Die klassischen Schriften lehren den Arzt, wie er durch genaue und direkte Wahrnehmung zur Erkenntnis kommen

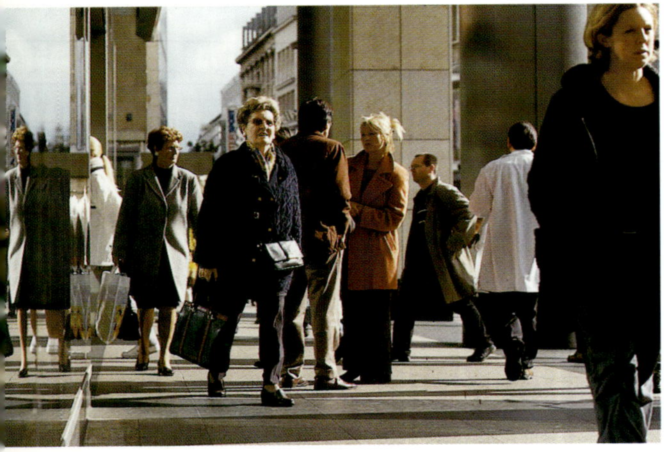

Abb. 19: Der ayurvedische Arzt ist sich immer der Einmaligkeit des Patienten und der Unterschiede zwischen den Menschen bewusst.

kann. Grundlage des diagnostischen Prozesses ist der direkte Kontakt zum Patienten:

- mit allen fünf Sinnen: sehen, fühlen, riechen, schmecken, hören;
- durch die Befragung.

Der ayurvedische Arzt soll sich immer der Einmaligkeit des Patienten und der Situation bewusst sein.

„Ein umsichtiger Mensch, der Arzt zu werden wünscht, verwende die größten Bemühungen auf die Entfaltung seiner guten Eigenschaften,
damit er so ein Lebensspender für die Menschen werde."
(Caraka Samhita, Arzt und Begründer der ayurvedischen Medizin)

Der Archetypus des Arztes ist die Figur eines heiligen Weisen, der später als der Vater, der *vaid*, bezeichnet wird. Dem Heilen gilt das zentrale Interesse fast aller Inder, und in manch kleiner Geste wird deutlich, dass „heilende" Handlungen und „heilige" Handlungen noch eng zusammen gehören. In der Sprache sind diese Zusammenhänge auch bei uns noch vorhanden. So bedeutet „heil sein" soviel wie „ganz sein" und verweist damit auf einen alten Gesundheitsbegriff, der den „ganzen" Menschen meint. Mit der Dominanz der erfolgreichen naturwissenschaftlichen Medizin ist das Heilige aus den heilenden Wissenschaften bei uns verdrängt worden. In Indien kann man noch erleben, wie sich beides in der Praxis zusammenfügt. Dennoch ist die ayurvedische Lehre kein Religionsersatz und der Ayurveda ist auch keine Sache für Asketen. Die alte indische Lebenslehre zielt auf überraschend erdverbundene, diesseitige Lebensziele, wie:

- materielle Güter *artha*;
- sinnliches Vergnügen *kama*;
- Selbstverwirklichung *moksha*;
- Tugend *dharma*.

„Ein Mensch mit normaler geistiger Fähigkeit, Intelligenz und Energie, dem sein Wohlergehen in dieser wie in der jenseitigen Welt am Herzen liegt, muss nach drei Hauptwünschen trachten, nämlich dem Wunsch zu leben, dem Wunsch, Geld zu verdienen, und dem Wunsch, tugendhaft zu handeln.
Von allen diesen Wünschen sollte man dem Wunsch nach langem Leben den Vorrang einräumen.
Warum? Weil mit dem Leben alles zu Ende ist und man den Wunsch haben muss, gesund zu sein, weil es nichts Jämmerlicheres gibt als ein langes Leben ohne Gesundheit. Deshalb muss man versuchen, aus den verschiedenen Quellen der Gesundheit zu schöpfen."
(Caraka Samhita, Arzt und Begründer der ayurvedischen Medizin, zitiert nach Sudhir Kakar)

Hautnah – Massage für Körper und Seele

„Meine Hand ist Gott.
Grenzenlos glücklich ist meine Hand.
Diese Hand bewahrt alle heilenden Geheimnisse,
die ganz machen mit ihrer sanften Berührung."
(Veda der Verse)

Sulabha holt mich jeden Morgen nach der ärztlichen Konsultation ab. Ab dem vierten Tag wechselt die Behandlung für weitere vier Tage auf das Ölbad *Pizhichil*. Dabei werden körperwarme Kräuteröle gute 90 Minuten lang über den ganzen Körper aufgetragen, was besonders bei nervösen Störungen und rheumatischen Krankheiten

helfen soll. *Pizhichil*, das Ölbad, findet auf dem typischen ayurvedischen Massagebett aus Holz statt. Es sieht aus wie ein langer Tisch mit einer Vertiefung in der Platte. Das wertvolle Tropenholz ist von den vielen Ölgüssen dunkel gefärbt und duftet. Das Massageöl wird auf einem einfachen Propankocher auf Körpertemperatur gebracht. Seine zahlreichen pflanzlichen Inhaltsstoffe geben ihm die Farbe flüssigen Bernsteins. Zwei Frauen gießen mit synchronen Bewegungen die rotgoldene Flüssigkeit auf meinen Körper und streifen das Öl mit festen Massagegriffen immer wieder ab. Es geht um Reinigung, um ein präzise erlerntes Handwerk. Ich schließe automatisch die Augen, rieche den Duft des Öls und der Räucherkerzen, ich höre die ständige Geräuschkulisse vom Meer, das Schreien der Krähen, ein gelegentliches leises Flüstern meiner Pflegerinnen, besorgt, konzentriert. So sorgfältig und konzentriert kann man nur aus einer Haltung heraus arbeiten, die jedes Detail, alles, auch das Nebensächlichste, gleich wichtig nimmt.
Immer wieder gießen meine beiden Therapeutinnen das Öl auf meinen Körper, und eine dritte nimmt es mit den Händen wieder auf und gibt es zurück in einen Edelstahltopf auf der Flamme des Propankochers. Nur das Öl muss erwärmt werden; die Lufttemperatur liegt immer um die 25°C. Es ist angenehm warm, immer mit einem frischen Wind vom Meer. In Deutschland ist solch eine Massage ohne kräftig aufgeheizte Räume gar nicht möglich, denn die feuchten Massagen lassen schnell frösteln. Doch in Indien passt das gleichmäßige Klima zu dieser Therapie und unterstützt sie. Immer wieder fällt mir die äußerste Reduktion der Requisiten auf, die gebraucht werden: der Massagetisch, ein kleiner Hocker, eine Götterstatue, ein paar weiße Baumwolltücher, ein kleiner Behälter mit einer frischen Blüte. Irgendwo brennt ein Räucherstäbchen. Das ist alles.

Zum Abschluss des Ölbads dient ein gespaltenes Blatt der Kokospalme zum Abstreifen der Ölreste von meinem Körper. In den folgenden Tagen erhalte ich verschiedene weitere Massagen mit frischen Kräuterpasten, mit in Milch gekochtem Reis. Ich muss in den Schwitzkasten, und ein anderes Mal trage ich einen Turban, gefüllt mit warmem Öl auf meinem Kopf – ein Höhepunkt der Anwendung. Bei *Dhara*, dem Königsguss, fließt Kräuteröl auf die Stirn. Das soll Schlafstörungen vorbeugen und das Nervensystem beruhigen. Der warme Ölstrahl wandert gleichmäßig über meine Stirn. Ich konzentriere mich auf diese Bewegung. Der Geruch des Öls führt mich in ferne Welten. Der warme Farbton erinnert an Honig, Walderde, Harz und Ahornsirup. Zum Schluss tropft es nur noch sanft auf die Stirnmitte: Der irdene Krug läuft aus. Sulabha tupft sorgfältig die Stirn ab und rubbelt mein fettiges Haar trocken. Sie hüllt mich in den Bademantel und verabschiedet mich in meinen Tag.
Alle diese Öl- und Schwitzbehandlungen gehören zur ersten Phase der klassischen *pancha karma*-Kur, die jahrelang abgelagerte Stoffe aus dem Körpergewebe mobilisieren und abtransportieren soll. Die klassische ayurvedische Lehre geht davon aus, dass unverdaute Nahrungszwischenstufen, das so genannte *ama*, den Körper belasten und ausgeschieden werden müssen.
In der zweiten Phase wird die Reinigungskur mit Hilfe aller Körperöffnungen weiter-

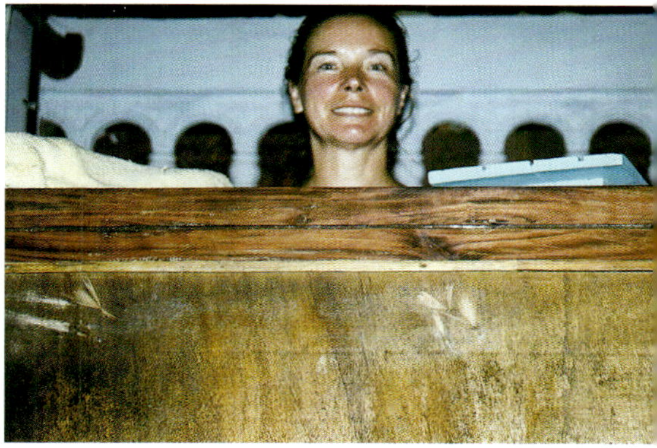

Abb. 20:
Monika Kirschner im Kräuterdampfbad.

geführt. Dazu dienen verschiedene Ausleitungsverfahren: Eine Abführtherapie *basti*, mit verschiedenen Darmeinläufen, um den Dickdarm zu reinigen, Nasenreinigungen durch Kräuteröle (siehe *Seite 32 f.*), Mundreinigung durch Ölspülungen, Ohrreinigungen durch Kräuterdämpfe und bei chronischen Hauterkrankungen auch ein therapeutischer Aderlass. Ist der Körper nach einigen Wochen gereinigt und gibt es Anzeichen, dass die *doshas* sich wieder im angeborenen Gleichgewicht *prakriti* befinden, geht es in der dritten Phase darum, das Gleichgewicht zu stabilisieren und im Alltag zu erhalten. Dazu dienen Ernährungsempfehlungen genauso wie Anleitungen zur Lebensführung und einer gelungenen Rhythmisierung des Alltags (siehe *Seite 88*).
Der unbestreitbare Erfolg der *pancha karma*-Kuren und insbesondere auch der Ölmassagen bei den Menschen aus den westlichen Industriegesellschaften liegt im postmodernen Lebensstil begründet.

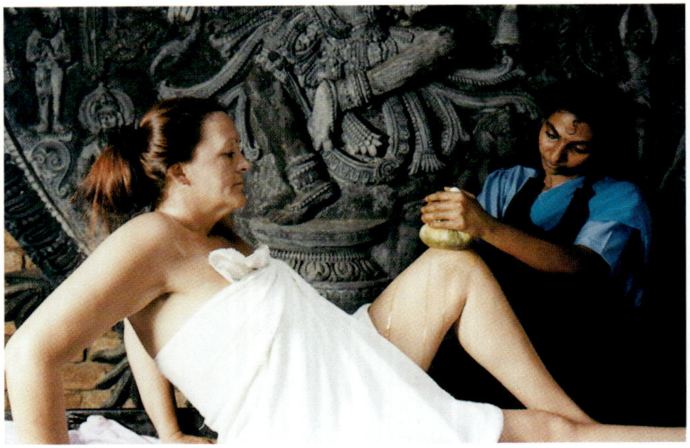
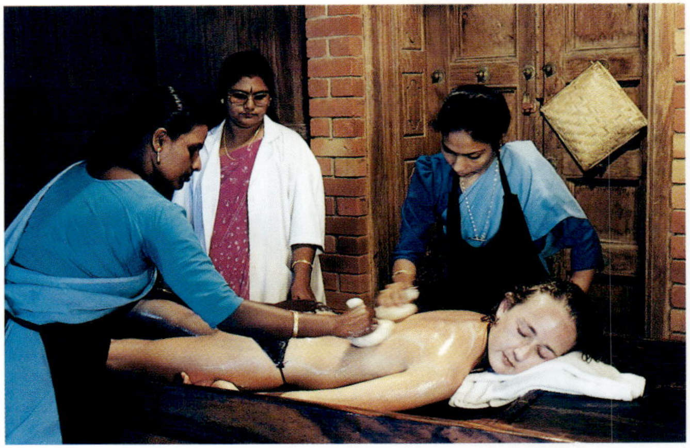
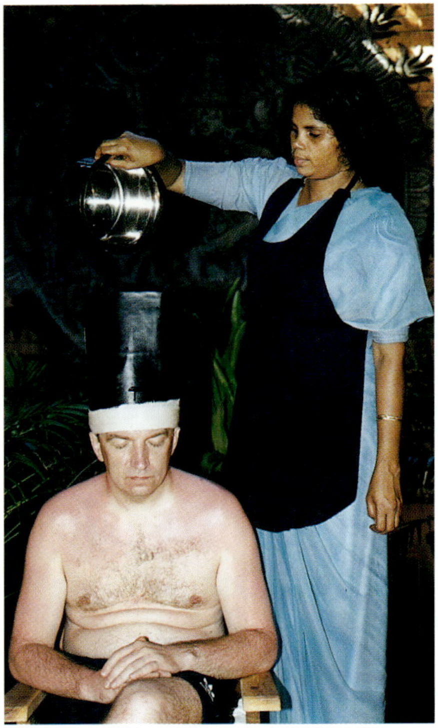
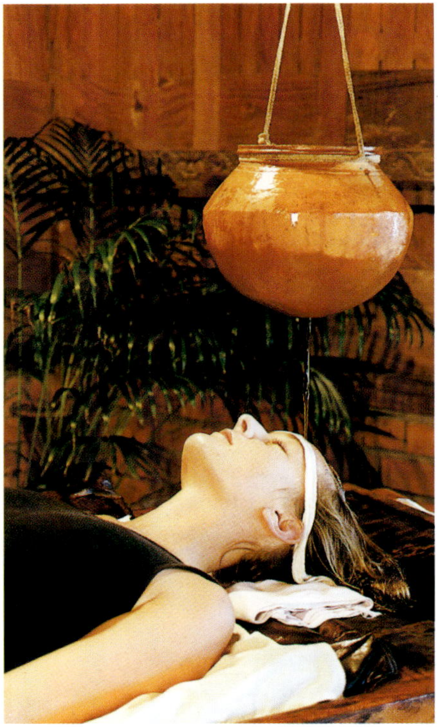

Abb. 21 a-d: Die Behandlungstechniken **Kizhi** *(Kräuter, ayurvedische und heiße pflanzliche Öle werden in Musselinsäckchen gefüllt und auf den ganzen Körper aufgetragen),* **Njavarakizhi** *(bei dieser Behandlung wird der ganze Körper oder betreffende Körperteile durch Massagen mit Musselinsäckchen, die mit medizinischen Pasten gefüllt sind, zum Schwitzen gebracht),* **Shirovasti** *(lauwarme Kräuteröle werden in eine speziell angepasste Kopfbedeckung gegossen und wirken dort zwischen 15 und 60 Minuten) und* **Dhara** *(Kräuteröle, ayurvedische Milch und Buttermilch werden gleichmäßig über die Stirn gegossen).*

Ärzte und Psychotherapeuten haben ein neues Krankheitsbild ausgemacht: „Chronischer Berührungsmangel" oder „chronic skin hunger" genannt. Interessanterweise berichtete sogar die Financial Times im

Januar 2000 über das neue Leiden des modernen Lebensstils. „Berührung ist überlebensnotwendig für die menschliche Existenz", behauptet der Gründer des Instituts für Berührungsforschung an der medizinischen Fakultät der Universität von Miami. „Babys, die massiert werden, wachsen bis zu 50 % schneller als nicht massierte Babys. Tiere mit Berührungsmangel werden aggressiv und gewalttätig und dasselbe geschieht mit Menschen."

Unsere Haut ist unser Kontakt zur Außenwelt, sie lebt, sie atmet, sie scheidet aus, schützt uns vor Hitze, Kälte und Strahlen und wenn nötig repariert sie sich selbst. Die Haut steht zwischen uns und der Welt. Sie trennt nicht nur, sie verbindet uns auch mit unserer Umwelt über die Berührung. Veränderungen in der Berührung lösen ganze Kaskaden von Gehirnaktivitäten aus. Unser Körpergefühl, die Vergewisserung, wer und was wir sind, geschieht in erster Linie über unsere Haut.

Menschen mit einem positiven Körpergefühl identifizieren sich mit ihrem Körper, fühlen sich eins mit ihm und strahlen das auch aus. Diesen rauschhaften Zustand des vollkommenen Einklangs mit sich selbst kennen wir alle aus fernen Kindertagen, als Berührungen mit unseren liebsten Menschen so dazugehörten wie Essen und Trinken. Heute dagegen ist man bevorzugt „cool". Das Ideal ist der kontrollierte, leistungsfähige Körper, der im Zweifel mit Medikamenten fit gehalten wird. Das führt zu Muskelanspannungen und Gefühlsunterdrückung. Körpergefühl und die persönliche Ausstrahlung gehen dabei vor die Hunde, Krankheiten entstehen. Ein Blick über den

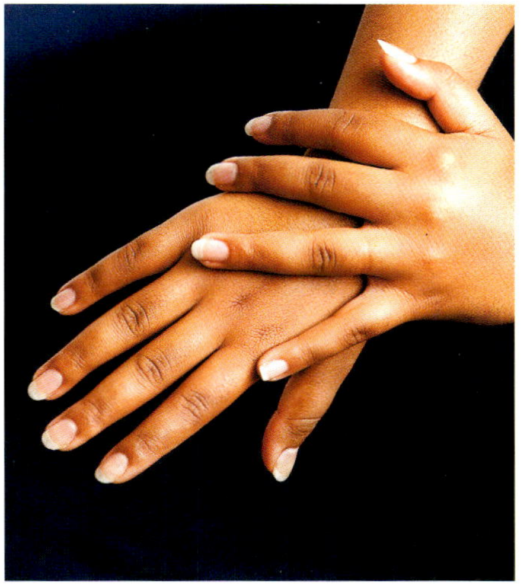

Abb. 22: Ohne Berührungen werden wir krank.

Tellerrand unserer Kultur öffnet Auswege aus der „coolen" Sackgasse. Östliche Körperkonzepte betonen die frei strömenden Energien und die Pflege der Sinneswahrnehmung. Fühlen und Gefühle gehören dabei so eng zusammen, dass sich die Massage als wichtigste Therapie bei den „chronic skin hunger"-Leiden etabliert hat. Die Haut ist der Königsweg zu einem besseren Körpergefühl. Den Körper von oben bis unten gut zu behandeln, ist der direkteste Weg, ihn zu spüren. Dazu bietet der Ayurveda eine Fülle jahrtausendealter Techniken, insbesondere die Ganzkörper-Ölmassagen *abhyanda*, die klassisch von zwei Therapeuten synchron ausgeführt werden. Ayurvedische Massagen verfolgen dabei ähnliche Ziele wie eine Akupunkturbehandlung – nur unendlich sanfter und viel einfacher. Die Energiepunkte des Körpers, *marmas* genannt, werden stimuliert, um so die Körperfunktionen anzuregen.

Laut Lehre des Ayurveda haben regelmäßige Ölmassagen eine ganze Reihe von Effekten. Sie:

- machen die Haut glatt, geschmeidig und widerstandsfähig;
- entspannen die Muskulatur und verbessern den Schlaf;
- beheben Erschöpfungen und Stress;
- verbessern den Blutfluss und die Sauerstoffversorgung;
- stärken das Gewebe;
- steigern den Lymphfluss und helfen Abfallstoffe auszuscheiden;
- regenerieren und verlängern die Lebensdauer;
- stärken die sexuelle Kraft und sinnliche Ausstrahlung.

Die Aufmerksamkeit für den eigenen Körper, wie sie die ayurvedische Lebenslehre von jedem Menschen erwartet, ist in ihrer Sorgfalt kaum noch zu übertreffen. Ein Beispiel dafür ist der folgende Text von Caraka Samhita, dem Internisten unter den Begründern des wissenschaftlichen Ayurveda:

„Das Kauen von verschiedenen Gewürzen und Nüssen wird empfohlen, um den Mund frisch und wohlriechend zu machen; das Gurgeln mit Öl soll die Stärkung der Kiefer, die tiefe Stimme und – als besonderes hinduistisches Ideal männlicher Schönheit – die Rundlichkeit des Gesichts bewirken. Regelmäßiges Einölen der Haare und der Ohren sowie regelmäßige Ölmassagen sind Bestandteil der normalen Körperpflege; die Ölmassage wird empfohlen, um den Körper glatt, stark und angenehm zu machen und den Begleiterscheinungen

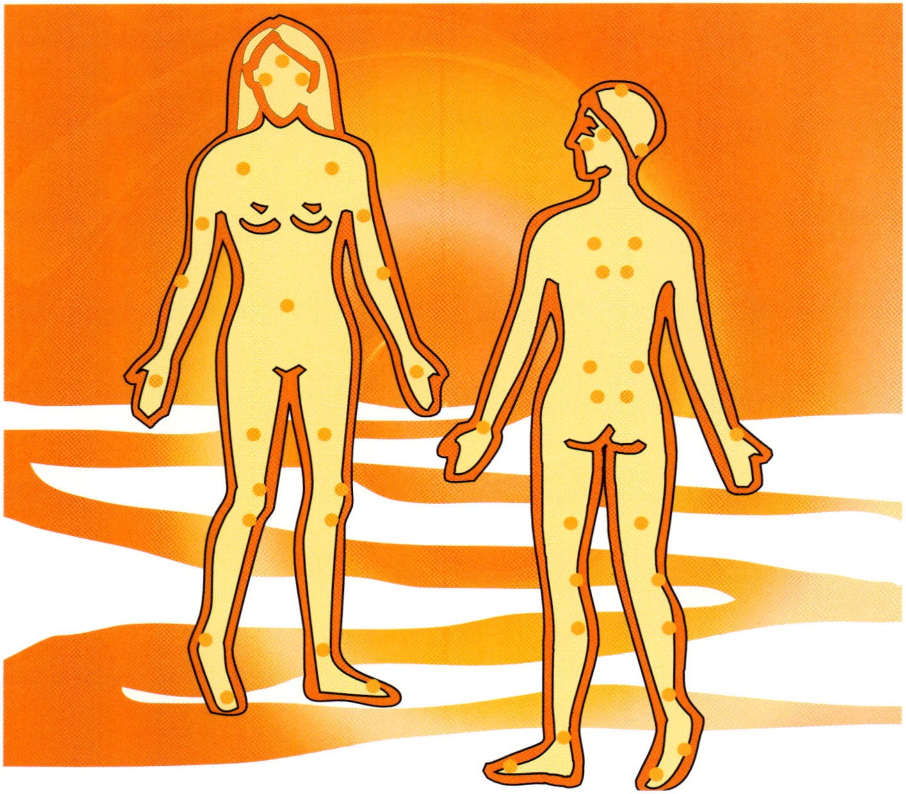

Abb. 23: Stimulieren Sie mit der Massage die marmas, *die Energiepunkte des Körpers, um die Körperfunktionen anzuregen.*

des Alters entgegenzuwirken. Parfüms und Blumenketten regen die Libido an, erzeugen Wohlgeruch des Körpers, fördern langes Leben und Attraktivität, das Tragen von Edelsteinen und Schmuck begünstigt Wohlergehen, Glück, langes Leben und Anmut, wehrt Schlangen und böse Geister ab."
(Caraka Samhita, Arzt und Begründer der ayurvedischen Medizin, zitiert nach Sudhir Kakar)

Solche Texte sind keine Anleitungen zum Narzissmus, sondern entspringen der Beobachtung, dass bewusste Körperpflege die Gesundheit fördert.

Den Tag ayurvedisch leben: das Ideal

„Es gibt keine Erleuchtung außerhalb deines Alltags"
(Thich Nhat Hanah)

Im Westen verbindet man mit Ayurveda in erster Linie *pancha karma*, die Reinigungskur, oft auch als Regenerierungskur oder sogar Verjüngungskur ausgelobt, und die damit verbundenen Ölmassagen. Tatsächlich hat sich herausgestellt, dass der westliche Lebensstil häufig zu Stresssymptomen führt, die *vata*-Störungen ähneln. Diese lassen sich besonders erfolgreich mit den Ölanwendungen des *pancha karma* behandeln. Normalerweise braucht man für eine klassische *pancha karma*-Kur jedoch mindestens vier Wochen Zeit, um Erschöpfungen, Schlafstörungen und andere chronische Leiden nachhaltig zu behandeln. Da so lange Zeiträume für viele Werktätige schwer zu realisieren sind, bietet es sich geradezu an, wenigstens ein paar ayurvedische Anwendungen nach Hause zu verlegen. Tatsächlich kann man auch bei uns vieles vom vorbeugenden und harmonisierenden ayurvedischen Lebensstil mit in den Alltag nehmen.

Die folgenden Rituale dienen der äußeren und inneren Reinigung und Stabilisierung. Wenn Sie sich von dem kompletten Programm überfordert fühlen, so nehmen Sie es – ganz ayurvedisch – als Anregung. Vielleicht gelingt es ja, wenigstens einzelne Empfehlungen in Ihren Tagesablauf zu integrieren. Finden Sie heraus, welche Rhythmen und Riten Ihnen gefallen und welche Sie auch durchhalten können, ohne sich zu überfordern. Ayurveda-Experten empfehlen vor allem ein regelmäßiges Leben mit gleichmäßigen Zeiten, auch am Wochenende. Das stabilisiert ihr persönliches *dosha*, hält Sie im Gleichgewicht und lässt Krankheiten erst gar nicht aufkommen. Ein Wochenende eignet sich auch gut, um die ayurvedischen Rhythmen einmal ungestört auszuprobieren. Danach wissen Sie besser, was zu Ihnen persönlich passt und welche Verhaltensregeln Sie beibehalten möchten.

Nach den ayurvedischen Schriften sind die Jahreszeiten und auch die Stunden des Tages von den drei *doshas*, den Lebensprinzipien, überlagert. So steigt *kapha* im späten Winter und im Frühjahr an, *pitta* verstärkt sich im Sommer und *vata* wird beeinflusst von der Regenzeit, dem Spätherbst und frühen Winter. Auf die Stunden des Tages bezogen wechseln die Einflüsse der *doshas* alle vier Stunden.

2 Uhr bis 6 Uhr:	*vata*
6 Uhr bis 10 Uhr:	*kapha*
10 Uhr bis 14 Uhr:	*pitta*
14 Uhr bis 18 Uhr:	*vata*
18 Uhr bis 22 Uhr:	*kapha*
22 Uhr bis 2 Uhr:	*pitta*

Ein ideal ayurvedisch gelebter Tag könnte so aussehen:

Es geht früh los, am besten noch vor Sonnenaufgang! Man steht vor 6 Uhr, spätestens um 6 Uhr auf, also noch zur *vata*-Zeit, denn *vata* ist das Prinzip der Bewegung. Bei einiger Übung schafft man das vielleicht sogar ohne Wecker! Danach geht man in Ruhe seine Morgenrituale an, die alle der Reinigung dienen. Zunächst trinkt man ein Glas lauwarmes Wasser, um die Verdauung anzuregen. Wer Wasser nicht mag, kann einen Teelöffel Honig oder etwas frischen Zitronensaft zufügen. Wenn möglich, gehen Sie danach in Ruhe auf die Toilette. Dann folgt die Pflege und Reinigung des Körpers. Das beginnt mit dem Mundraum. In der ayurvedischen Lebensweise wird zunächst der Mund mit warmem Wasser gespült. Dann nimmt man etwa einen Esslöffel aufbereitetes Sesamöl in den Mund, bewegt es im Mund hin und her, gurgelt damit (gut für die Mandeln!) und zieht es durch die Zähne. Das Öl für die Mundpflege stellt gleichzeitig auch die Basis für die anderen Körperpflegeöle dar, vor allem auch für die Massageöle.

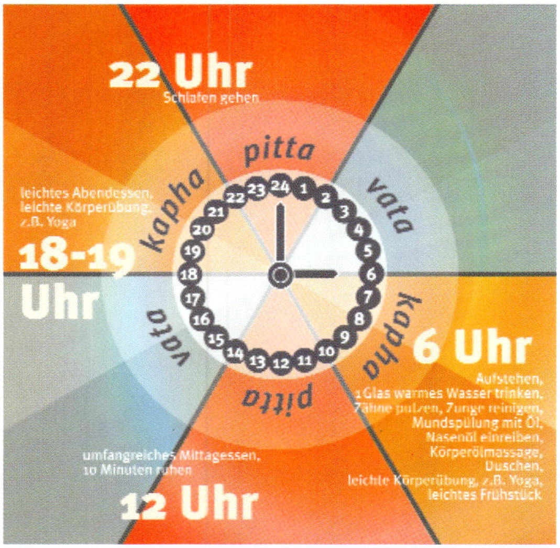

Abb. 24: Ein ayurvedischer Tag.

Aufbereitung des Sesamöls

Nach den Grundsätzen des Ayurveda soll Sesamöl nicht „roh", d. h. so wie es gekauft wird, eingesetzt werden, sondern mit einer speziellen Nachbehandlung zur Reife gebracht werden. Das ist ganz einfach:

Geben Sie ein oder zwei Liter Sesamöl (alternativ Olivenöl) in einen Topf.

Da man bei Öl nicht so leicht wie bei Wasser erkennt, wann es siedet, benutzen Sie einen Trick: Spritzen Sie einige Tropfen Wasser auf das Öl und erwärmen Sie es langsam.

Bei einer Temperatur ab etwa 100 °C spritzt das Wasser im heißen Öl. Das ist das Zeichen für die „Reifung" des Öls. Lassen Sie das Öl abkühlen, geben Sie es in eine dunkle Flasche und bewahren Sie diese verschlossen auf.

„Gereiftes Öl" wird dünnflüssiger, weicher und wird besser von der Haut aufgenommen. Es ist daher aus Sicht des Ayurveda besonders gut als Reinigungs- und Massageöl geeignet. Diese Aufbereitung ist zwar nicht zwingend erforderlich, aber sie wird von ayurvedischen Ärzten empfohlen.

Speziell für die Mundspülung kann man auch das Öl des Niembaums verwenden. Es wirkt entgiftend und darüber hinaus noch desinfizierend. Seine vielfältigen Wirkungen gehen über das hinaus, was eine moderne Zahnpasta bietet. In Indien wird aus dem Öl des Niembaums auch heute noch die traditionelle Zahnpasta hergestellt. Nach etwa drei Minuten spuckt man das Öl aus, reinigt mit einem Zungenschaber nach und

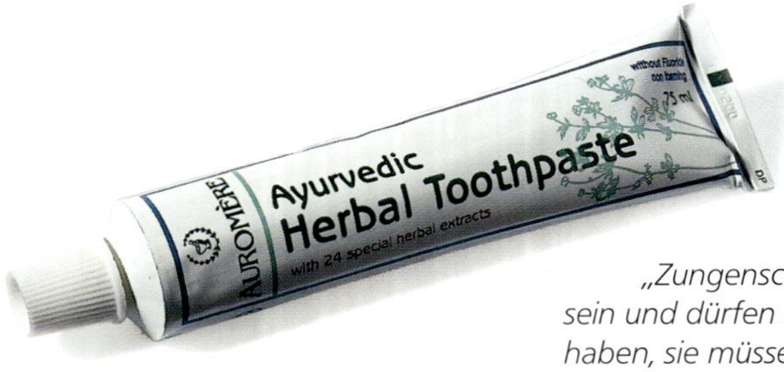

Abb. 25: Die traditionelle Zahnpasta in Indien enthält Niemöl.

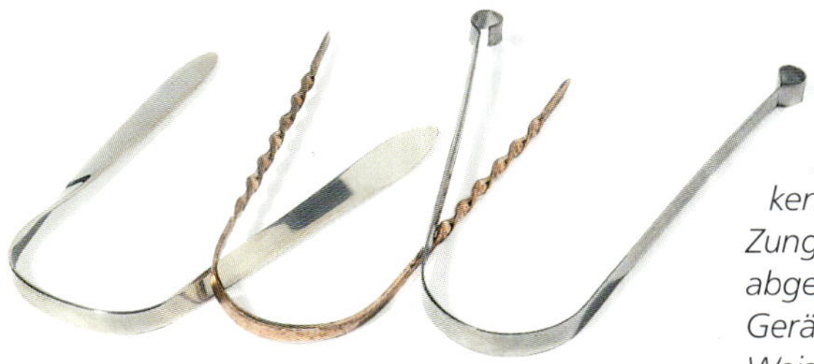

Abb. 26: Der Zungenschaber ist ein typisches Instrument des Ayurveda.

putzt sich dann wie gewohnt die Zähne. Der traditionelle indische Zungenschaber ist neuerdings in Deutschland so schick geworden, dass man diesen sogar in Silber bei einem Düsseldorfer Juwelier erstehen kann. Aber ein einfacher Teelöffel tut es auch. Der Hintergrund dieser gründlichen Reinigungstechniken gründet sicherlich zum Teil in den hygienischen und klimatischen Verhältnissen des vormodernen Indien, aber sie spiegeln auch die Bewertung des Körpers als Mikrokosmos in dem als „heilig" betrachteten Makrokosmos, der Schöpfung.

In einer klassischen Quelle des Ayurveda, bei Caraka Samhita heißt es dazu:

„Zungenschaber sollten gebogen sein und dürfen keine scharfen Kanten haben, sie müssen aus Metallen wie Gold, Silber, Kupfer, Zinn oder Messing sein. Die Ablagerungen an der Wurzel der Zunge hindern die Atmung und verursachen üblen Mundgeruch; deshalb sollte die Zunge regelmäßig geschabt werden."

Der indische Psychoanalytiker Sudhir Kakar schreibt über den Zungenschaber:

„In keinem anderen Land, das ich kenne, benutzt man den silbernen Zungenschaber, und ich habe mich damit abgefunden, dass der Gebrauch dieses Geräts, vielleicht auch meine besondere Weise, das Haar zu ölen oder die Rektalöffnung mit Wasser und den Fingern der linken Hand zu säubern, spezifisch indische Techniken sind: ein Stück indischer Kultur, das mir wie anderen Indern anhaftet…"
(Sudhir Kakar 1984 in „Schamanen, Heilige und Ärzte")

Die große Bedeutung der Zahn- und Mundpflege für die Gesundheit fand in den letzten Jahren überraschend wissenschaftliche Bestätigung. Danach bringt die gründliche tägliche Reinigung des gesamten Mundraumes mit Zahnbürste, Zahnseide und Zungenschaber einen Altersvorteil von immerhin sechs Jahren gegenüber denen, welche die Mundhygiene vernachlässigen. Der Mund ist sozusagen das Einfallstor in den Körper für viele Krankheitserreger, und Entzündungen im Mundraum sind oft die unerkannte Ursache schwerer Herz- und Gefäßkrankheiten. Wenn man das weiß, wirken die ausgedehnten ayurvedischen Reinigungsriten weit weniger seltsam.
In Gegenteil, es gibt viele Gründe diese bewährten Verhaltensweisen ernst zu nehmen. Nach der Mundreinigung massiert man mit dem kleinen Finger die Nasenlöcher von innen mit Nasenöl. Dann leicht massieren und hochschnüffeln. Das pflegt die Nasenschleimhaut und kräftigt die Atmung.
Wir haben für die Nasenpflege eine Ölmischung entwickelt, die gut tut und erfrischt. Sie können mit dem Rezept in die Apotheke gehen und sich die Mischung fertig zubereiten und in eine Pipettierflasche abfüllen lassen. In guten Apotheken wird man Ihnen das Rezept sorgfältig zubereiten und die genauen Daten auf das

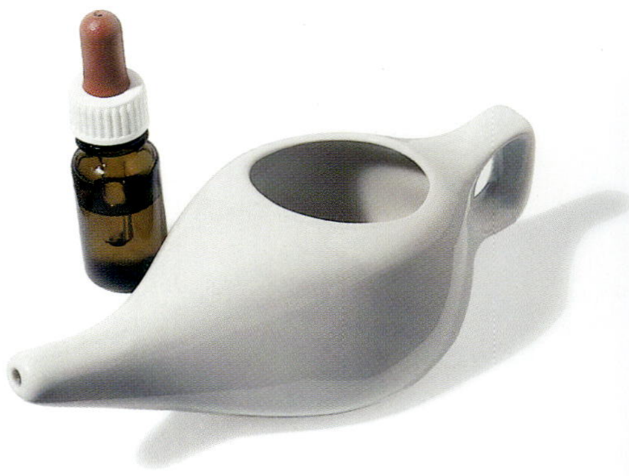

Abb. 27: Zum Einführen der Öle in die Nase sind neben Pipettierflaschen kleine Kännchen üblich.

Fläschchen aufkleben. Praktisch ist eine zweite leere Pipettenflasche, um das Nasenöl eventuell mit reinem Mandelöl zu verdünnen.
Vergewissern Sie sich, dass die ätherischen Öle Arzneibuchqualität haben, d. h. sie dürfen nicht verschnitten oder verfälscht sein und müssen aus der definierten Stammpflanze gewonnen werden. Solche ätherischen Öle nennt man genuin oder naturrein.

Nasenreinigungsöl nach Ayurveda

Oleum Citri:	8,0 g
Oleum Eucalypti:	7,5 g
Oleum Menthae pip:	2,5 g
Oleum Melissae: (aut Citronellae)	0,5 g
Oleum Salviae:	0,3 g
Oleum Anisi:	0,3 g
Oleum Rosmarini:	0,3 g
Camphora cryst.:	3,0 g
Oleum Amydalarum	ad 100 ml

Kampfer in den ätherischen Ölen lösen, dann mit Mandelöl oder dem preiswerteren Erdnussöl auf 100 ml auffüllen, gut mischen. Es ist zweckmäßig, das Nasenöl wegen besserer Haltbarkeit zum alsbaldigen Verbrauch in kleinen Portionen, z. B. in ein 10 ml Pipettenfläschchen gesondert abzufüllen. Einmal täglich, am besten morgens, anwenden.

Nach der Nasenpflege widmet man sich der Ölmassage des eigenen Körpers. Dazu verwendet man das „gereifte" Sesamöl oder ein anderes Massageöl, das zum eigenen *dosha* passt.

Grundrezept für Massageöle

Das Wichtigste ist ein gutes Basisöl. Verwenden Sie dazu immer nur ein naturbelassenes, kaltgepresstes Pflanzenöl, denn es hat eine bessere Qualität als die Öle, die unter Anwendung von hohen Temperaturen oder mit Hilfe von Lösungsmitteln abgepresst worden sind. Sesam- und Sonnenblumenöl sind bei allen drei *doshas* geeignet. Es empfiehlt sich, das Öl „reifen" zu lassen (siehe Anleitung für Sesamöl *Seite 31*), d. h. es einmal auf etwa 110 °C zu erwärmen.

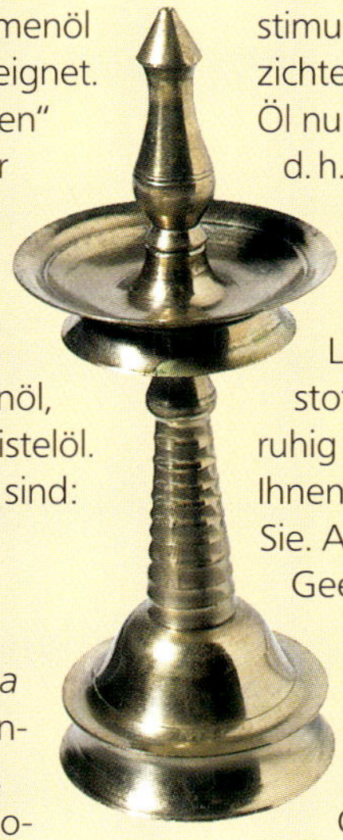

Gut geeignet bei zuviel *vata* sind: Sesamöl, Sonnenblumenöl, Mandelöl, Johanniskrautöl, Distelöl.
Gut geeignet bei zuviel *pitta* sind: Sesamöl, Sonnenblumenöl, Mandelöl, Johanniskrautöl, Olivenöl, Sojaöl.
Gut geeignet bei zuviel *kapha* sind: Sesamöl, Sonnenblumenöl, Mandelöl, Maisöl, Distelöl.
Mit den Erkenntnissen der modernen Aromatherapie hat sich in den letzten Jahren die Verwendung von ätherischen Ölen auch in Massageölen sehr durchgesetzt. Viele Menschen schätzen die angenehmen Düfte der naturreinen Öle und lieben es, mit ihren vielfältigen psychischen Wirkungen zu spielen. Ätherische Öle in Massageölen haben sich außerdem als durchblutungsfördernd bewährt.
Im Ayurveda werden die Massageöle zwar auch mit verschiedenen Pflanzenteilen wie Wurzeln und Blättern erhitzt, dem Zusatz der hochwirksamen und konzentrierten ätherischen Ölen steht man dagegen skeptisch gegenüber. Vor allem den „dünnhäutigen" *vata*- und *pitta*-Naturen wird davon abgeraten, ätherische Öle in das Basisöl zu mischen. Wer auf die entspannenden oder auch stimulierenden Düfte trotzdem nicht verzichten möchte, der sollte das ätherische Öl nur äußerst sparsam dosieren, d. h. nicht mehr als 15 Tropfen auf 100 ml Basisöl geben. Als Alternative bietet sich eine Duftlampe an, die während der Massage die Luft mit den bevorzugten Wirkstoffen anreichert. Verlassen Sie sich ruhig auf Ihren Geruchssinn. Düfte, die Ihnen gefallen, sind auch die richtigen für Sie. Aber auch hier ist weniger mehr.
Geeignete ätherische Öle bei zuviel *vata*: Lavendel, Rose, Weihrauch, Vetiver, Orange, Muskatellersalbei.
Geeignete ätherische Öle bei zuviel *pitta*: Orange, Sandelholz, Geranie, Zypresse.
Geeignete ätherische Öle bei zuviel *kapha*: Bergamotte, Rosmarin, Zitrone, Ingwer, Wacholder.

Für das Massageöl 100 ml Basisöl der Wahl in eine dunkle Glasflasche geben. Die ätherischen Öle der Wahl vorsichtig tropfenweise mit einer Pipette einfüllen. Die Flasche verschließen und schütteln. Dann ein Etikett schreiben mit Angaben über die Inhaltsstoffe und das Herstellungsdatum, denn die Mischung sollte innerhalb von vier Wochen verbraucht sein.

Für die Selbstmassage sollte alles in Ihrer Umgebung warm und wohlig sein. Achten Sie deshalb auf eine angenehme Raumtemperatur und erwärmen Sie auch Ihr Massageöl auf etwa 40 °C. Bewährt hat sich dafür eine Warmhalteplatte oder noch besser ein „Babywärmer", ein Warmhalteständer für eine Babyflasche.

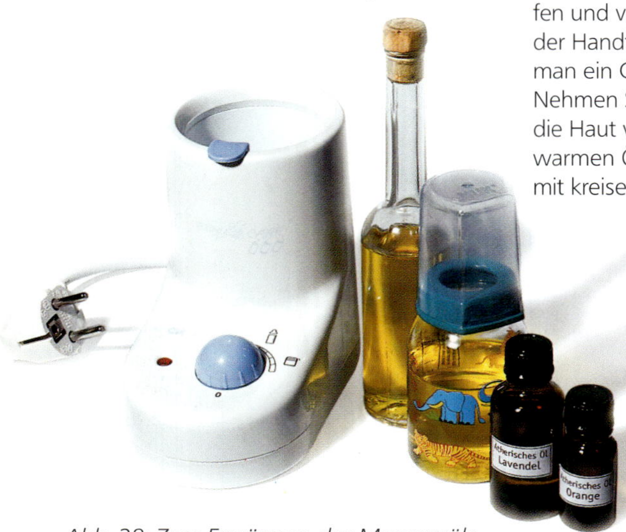

Abb. 28: Zum Erwärmen des Massageöls leistet ein „Babywärmer" gute Dienste.

Solche Babywärmer sind sehr preiswert und haben den Vorteil, dass man gleich die benötigte Menge Massageöl in das Babyfläschchen umfüllen kann. Mit diesem erwärmten Öl reibt man sich den ganzen Körper von Kopf bis Fuß ein. Diese Behandlung tut – wie alles im Ayurveda – nicht nur dem Körper, sondern auch der Seele gut: Sie gönnen sich eine Selbstmassage.

Die Ölmassage gehört im Ayurveda zur morgendlichen Routine. Sie hilft, den Organismus zu verjüngen und befreit von Giften und darf deshalb ruhig etwa zehn Minuten dauern – eine Investition, die sich den ganzen Tag über bezahlt macht.
Setzen Sie sich gemütlich auf einen mit einem Handtuch bedeckten Hocker. Tropfen und verreiben Sie etwas warmes Öl in der Handfläche. Nach kurzer Zeit bekommt man ein Gefühl für die richtige Menge. Nehmen Sie immer gerade soviel Öl, dass die Haut voll damit bedeckt ist und Sie vom warmen Öl ummantelt werden. Reiben Sie mit kreisenden Bewegungen und sanftem Druck Haare und Kopfhaut ein, wie Sie das vom Haarewaschen kennen. Diese Behandlung des Kopfes führt man am besten rechts und links gleichzeitig durch. Die Ölbehandlung ist zunächst vielleicht etwas ungewohnt, aber sie bringt die Haare zum Glänzen und kräftigt die Kopfhaut. Am Wochenende kann man es sich vielleicht sogar leisten, das Öl etwas länger in den Haaren und auf der Haut zu lassen, bevor man es abduscht.
So kann es besser einziehen und wirken. Massieren Sie dann weiter den Körper hinab, den Hals, Wangen, Schläfen und Nacken. Die empfindlichen Ohren- und Augenpartien werden sanft mit den Fingerspitzen behandelt, Stirn, Schläfen und Hals mit streichenden Bewegungen der geöffneten Hand. Sie stimulieren damit Ihre Energiepunkte (siehe Abb. 23 *Seite 30*).

Danach massieren Sie Ihre Arme, indem Sie immer die Gelenke mit kreisenden Bewegungen einreiben und die langen Knochen und Muskeln mit langen Auf- und Abbewegungen. Der Bauch wird kreisend im Uhrzeigersinn massiert und der Rücken – soweit dies ohne Verspannungen möglich ist – in kräftigen Auf- und Abbewegungen. Die Beine werden wie die Arme massiert. Die meiste Aufmerksamkeit haben die Füße verdient, besonders auch die Zehen und ihre Zwischenräume. Wenn Sie etwas mehr Zeit haben, gönnen Sie sich eine ausgiebigere Selbstmassage, indem Sie alle Körperteile erst in streichenden, dann in zirkelnden und zuletzt mit knetenden Handbewegungen bearbeiten. Zum Abschluss der Massage ist die lauwarme Dusche oder ein Vollbad ein Genuss.
Sie vertreibt die letzte Müdigkeit aus dem Körper.

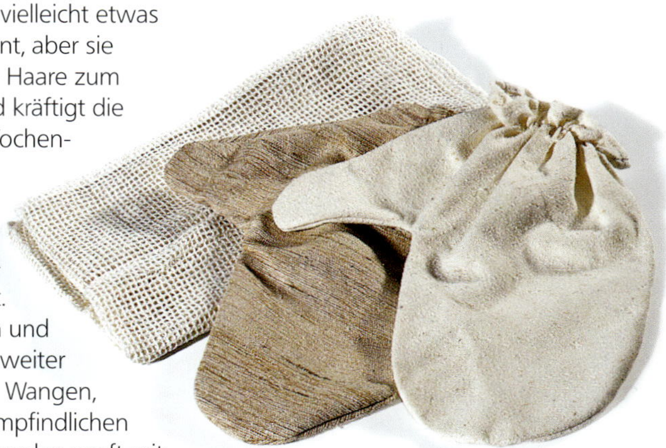

Abb. 29: Verschiedene Handschuhe zur Selbstmassage.

Eine tolle Alternative zur Ölmassage ist die Selbstmassage mit Seidenhandschuhen aus Roh-Seide oder mit einem Seidentuch.
Auch das reinigt und entschlackt und sorgt für eine wunderbar weiche Haut. Danach sollte man wenigstens eine einfache Yoga-Übung durchführen. Gut eignet sich zur frühen Morgenstunde der dreifache Sonnengruß (siehe *Seite 36*).
Anstelle des Sonnengrußes kann man aber auch mit nackten Füßen im Garten über den Rasen laufen oder ein anderes leichtes körperliches Training absolvieren, das einem vertraut ist. So wird der Stoffwechsel angeregt, und man nimmt über die Bewegung Kontakt zum eigenen Körper auf. Danach ist es ideal, eine Ruhephase einzuplanen. So kann man sich sammeln und auf den Tag vorbereiten.
Das volle Morgenprogramm dauert etwa zwei Stunden, also von 6 bis 8 Uhr oder noch besser von 5 bis 7 Uhr. Danach folgt ein leicht verdauliches Frühstück. Dabei ist weniger wichtig, was Sie essen, als wie Sie essen. Setzen Sie sich zum Essen immer in Ruhe hin und vermeiden Sie parallele Tätigkeiten. Also nicht essen und gleichzeitig Zeitung lesen oder gar Kaffee trinken auf dem Weg zur Arbeit, wie es die Amerikaner tun. Es ist *kapha*-Zeit, und das bedeutet, dass die Verdauung eher schwerfällig ist. Meiden Sie Kaffee und Schwarzen Tee.
Man kann das Frühstück von daher auch ausfallen lassen und statt dessen einen Kräutertee trinken. Halten Sie sich im Laufe des Vormittags immer etwas zu trinken bereit. Am besten Lassi (Rezept siehe *Seite 51*), Yogy-Tee (Rezept siehe *Seite 57*) oder einen Kräutertee, der Ihnen schmeckt.

Während der Arbeit öfter mal innehalten und bewusst tief durch die Nase einatmen. Dazu die Hände hinter dem Kopf falten und die Schultern nach hinten ziehen. So wird die Atmung automatisch tiefer. Nutzen Sie auch jede Gelegenheit zu lächeln, beim Telefonieren, beim Einkaufen oder auch einfach für sich selbst. Die Muskulatur meldet die veränderte Stimmungslage weiter und der Körper zieht mit. Erst, wenn das Frühstück vollkommen verdaut ist und der Darm entleert, ist die Zeit für ein reichliches Mittagessen mit Suppe, Hauptgang und Nachtisch gekommen. Die Verdauung wird vor dem Essen mit einem warmen Ingwer-Kreuzkümmel-Getränk (Rezept siehe *Seite 47*) angeregt. Das Mittagessen stellt im ayurvedischen Tagesablauf die Hauptmahlzeit dar, denn am Nachmittag besteht genügend Zeit, es gut zu verdauen.

Alle Mahlzeiten sollen in Ruhe, angenehmer Atmosphäre und im Sitzen eingenommen werden. Vermeiden Sie andere parallele Tätigkeiten und genießen Sie das Essen, z. B. in angenehmer Gesellschaft. Nach dem Essen empfiehlt es sich, eine zehnminütige Ruhephase einzulegen, ohne zu schlafen. Man kann auch einen kleinen Spaziergang machen. Das Abendessen sollte vor 19 Uhr, möglichst um 18 Uhr, eingenommen werden, damit es noch vor dem Schlafengehen verdaut werden kann und den Körper nicht während der Nacht belastet. Dazu trinkt man Kräuter- oder Früchtetee. Nach dem Abendessen sind weitere Snacks und Imbisse tabu. Das letzte Essen stellt darüber hinaus die Zäsur zwischen Arbeit und Entspannung dar.
Nach einer kurzen Ruhepause nach dem Essen beginnt der Abend am besten mit einem kleinen Spaziergang oder auch mit einer einfachen Yoga-Übung. Der Abend sollte ganz bewusst anderen Tätigkeiten gewidmet sein als der Tag. In den späten Stunden kann man lesen, seinen Hobbys nachgehen oder Freunde treffen.
Um 22 Uhr endet die aktive Phase des ayurvedischen Tagesablaufs. Jetzt ist die beste Zeit, um zu Bett zu gehen, denn viel Schlaf zu geregelten Zeiten ist eine der wichtigsten Waffen gegen das Altern.

Massage in den eigenen vier Wänden

In vielen indischen Familien ist es auch heute noch Tradition, sich gegenseitig zu massieren. Babys werden täglich von ihrer Mutter massiert und auch die älteren Kinder noch mindestens einmal die Woche. Später massieren sie dann selbst ihre Eltern und Großeltern. Die wöchentliche Massage ist eine Familienangelegenheit wie bei uns früher vielleicht das gemeinsame Baden in der Badewanne am Samstag.

Der Sonnengruß

1. Sie stehen gerade, mit nicht durchgedrückten Knien und falten die Hände vor der Brust.
2. Tief durch die Nase einatmen und den Oberkörper so weit wie möglich nach hinten beugen. Kopf und Arme bilden eine Linie. Gegen die Decke schauen. Gleichmäßig weiter atmen und einige Sekunden in dieser Stellung verharren.
3. Durch den Mund ausatmen, gleichzeitig den Oberkörper so weit wie möglich nach unten hängen lassen, bis die Hände den Boden berühren. Beine dabei strecken.
4. Wieder durch die Nase einatmen, dabei in die Hocke gehen, das rechte Bein beugen und das linke weit nach hinten ausstrecken. Die Zehen sind dabei zur Stütze abgeknickt. Mit den Armen abstützen, Wirbelsäule hoch strecken und nach oben schauen.
5. Ausatmen, Po anheben, das rechte Bein neben das linke nach hinten setzen und mit den Füßen und Händen abstützen. Beine strecken.
6. Ausatmen, den Körper strecken und langsam absenken, bis vom Kinn bis zu den abgeknickten Zehen der gesamte Körper den Boden berührt.
7. Durch die Nase kräftig einatmen und mit Hilfe der flachen auf dem Boden liegenden Hand den Oberkörper aufrichten. Das Becken bleibt auf dem Boden. Gegen die Decke schauen.
8. Durch den Mund ausatmen und Stellung 5 wieder einnehmen.
9. Durch die Nase einatmen und das linke Knie nach vorne ziehen und beugen. Den rechten Fuß so weit wie möglich nach hinten strecken, mit dem Knie den Boden berühren und Zehen anknicken. Nach oben schauen. Diese Übung ist mit der vierten identisch, nur die Beinstellung ist getauscht.
10. Durch den Mund ausatmen, dabei das rechte Bein nach vorne nehmen und den Po nach oben bewegen. Die Füße flach auf den Boden setzen. Die Beine strecken und die Hände so weit wie möglich am Boden lassen.
11. Beim Einatmen durch die Nase den Brustkorb dehnen, den ganzen Körper strecken und nach hinten beugen. Arme, Kopf und Hals bilden dabei eine Linie. Gleichmäßig weiter atmen.
12. Beim Ausatmen schließlich die Arme entspannt sinken lassen, um sie erneut vor der Brust zu falten.

Nach einer kurzen Ruhephase kann man den Sonnengruß erneut durchführen.

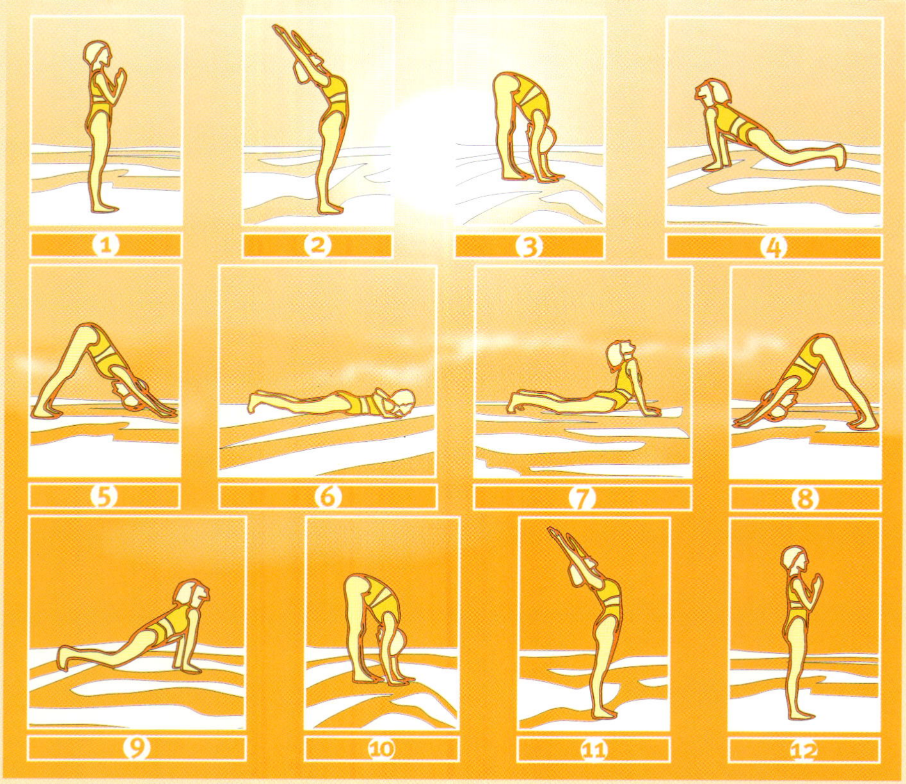

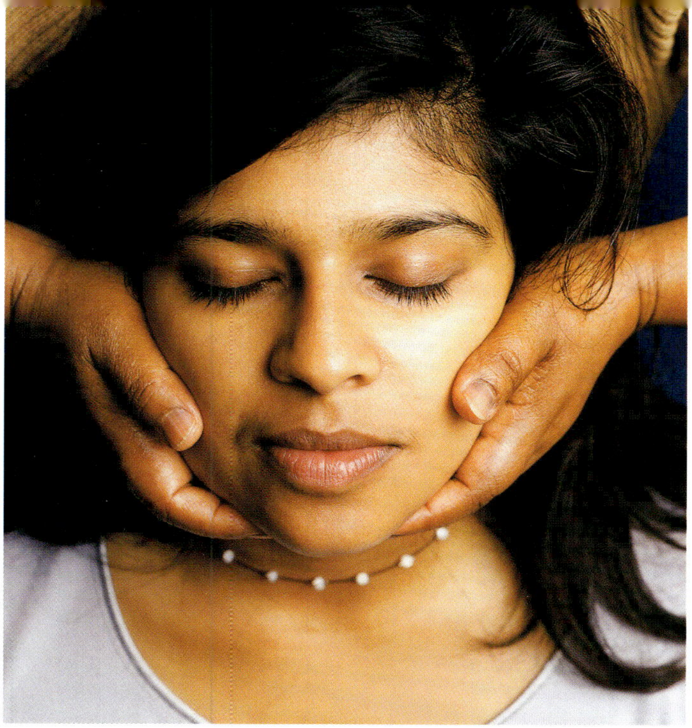

Abb. 30: Eine sanfte Massage ist Balsam für Körper und Seele.

- Vermeiden Sie Ganzkörpermassagen bei:
  - akuten Erkrankungen und Fieber;
  - Entzündung der Venen;
  - starker Menstruation und
  - in den letzten drei Monaten der Schwangerschaft.

Grundregeln der Massage

- Als Unterlage eignet sich der Fußboden/Teppichboden mit einer Gymnastikmatte, einer dünnen Schaumstoffbahn mit Wolldecke oder auch zwei Schlafsäcken. Die Unterlage sollte nach allen Seiten mindestens dreißig Zentimeter überstehen, damit der Massierende auch bequem knien kann. Ein altes Bettlaken oder große Badetücher nehmen das überflüssige Öl auf.
- Alles sollte warm sein: die Raumtemperatur etwa 22 – 25 °C, das Öl 40 °C und auch die Hände sollten eventuell durch Kneten oder unter warmem Wasser vorgewärmt sein.
- Nach Belieben kann man während der Massage ein Räucherstäbchen entzünden oder eine Duftlampe anmachen.
- Wer massiert werden soll, legt sich auf die Bodenmatte, ein Kissen oder eine Nackenrolle unter dem Kopf und die Füße schön warm eingepackt. Für die Gesichtsmassage setzt sich die Masseurin/der Masseur im Schneidersitz oder kniet hinter dem Kopf, oder der Partner sitzt auf einem Stuhl und die Masseurin/der Masseur steht dahinter. So lässt sich die Gesichtsmassage auch mal unkompliziert zwischendurch anwenden.
- Es ist wichtig, nie die Berührung des Partners zu unterbrechen und die Hände von ihm zu nehmen. Es geht um durchgehende Bewegungen, die nie abrupt unterbrochen werden sollten. Tiefe Entspannung und Vertrauen tritt nur ein, wenn die betreuenden Hände immer zu spüren sind.

Die Partnergesichtsmassage

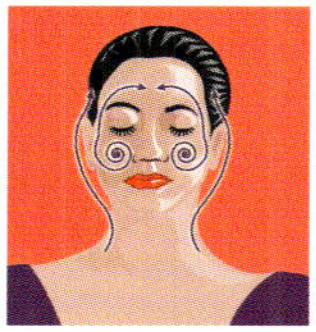

Die Hände vorwärmen. Warmes Öl oder eine angenehme Creme in die Hand geben und dann spiralförmig über das ganze Gesicht verteilen. Dann beidseitig vom Hals über das Kinn bis zu den Schläfen streichen. Auch alle folgenden Griffe beidseitig durchführen.

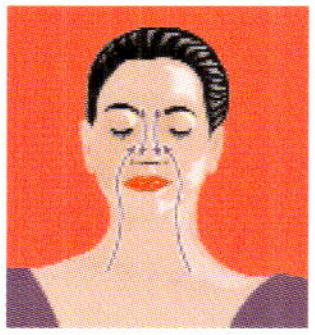

Nach Bedarf noch mal etwas Öl oder Creme auf der Hand verteilen. Wieder am Hals beginnend über das Kinn auf den Nasenflügeln endend mit sanftem Druck kreisend reiben. Dann nur mit beiden Daumen kreisend die Nasenflügel hoch reiben, weiter hoch bis zur Stirnmitte und wieder herunter, bis an den Ansatz der Nasenflügel. Der Ansatz der Nasenflügel ist ein wichtiger *marma*-Punkt (siehe Abb. 23, *Seite 30*), der die Körperenergie positiv beeinflusst.

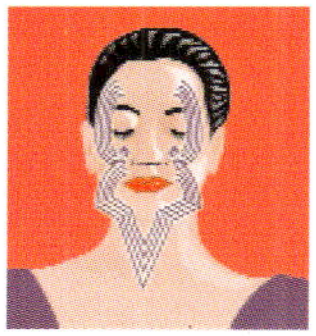

Von der Stirnmitte aus mit allen Fingern über die Wangen, die Nasenflügel herunterstreichen. Dort am Ansatz der Nasenflügel innehalten und mit dem Mittelfinger reiben. Dann mit allen Fingern geschlossen das Kinn hinabstreichen und mit gefalteten Händen am Hals enden.

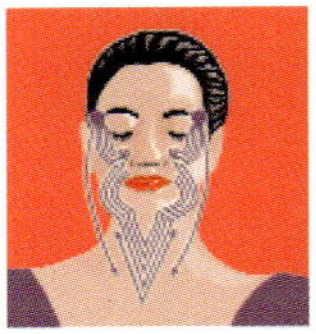

Aus der Position der gefalteten Hände kreisend wieder Kinn und Wange hocharbeiten. In Höhe des Nasenflügels enden und mit den Zeigefingern kreisend den Nasenflügel reiben. Dann mit beiden flachen Händen und kräftigem Griff zur Schläfe den ganzen Kopf kräftig drücken. Dann wieder zurück über die Wangen und das Kinn in die Ausgangssituation der gefalteten Hände.

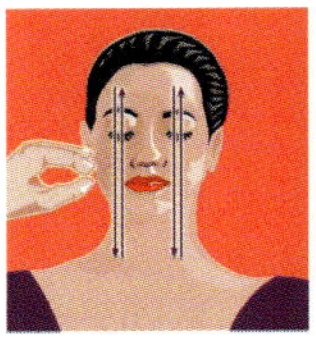

Rechts und links abwechselnd mit offenen und dann geschlossenen Händen vom Hals hoch und dann zur Stirn und wieder herunter die Haut greifen und wieder sanft loslassen. Drei- bis viermal.

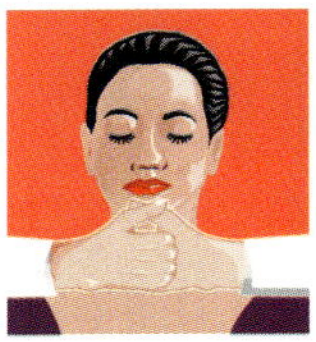

Die beiden Daumen in der Kinnfalte gegeneinander kreuzen. Vier- bis fünfmal.

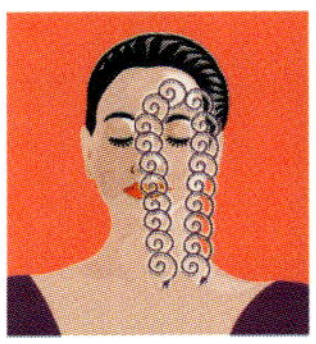

Dann mit jeweils drei Fingerkuppen: Ringfinger, Mittelfinger, Zeigefinger, vom Hals beginnend kreisend das Gesicht hochgehen, über die Nasenflügel, zwischen den Augen bis zur Stirnmitte. Über die Schläfen in gleicher Weise wieder herunterarbeiten.

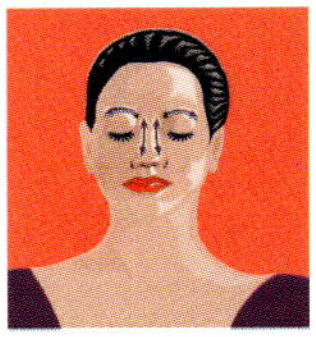

Mit beiden Ringfingern erst die Nasenflügelwinkel und dann die Augenbrauen von innen nach außen abwechselnd rechts und links streichen. Vier- bis fünfmal.

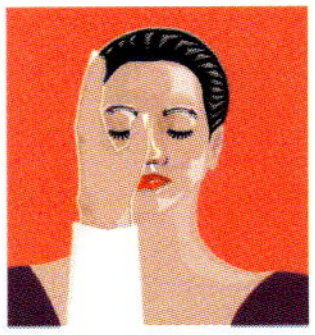

Mit beiden vollen Handflächen den Kopf seitlich halten und dann mit beiden Daumen von innen nach außen über die Augenbrauen streichen. Vier- bis fünfmal.

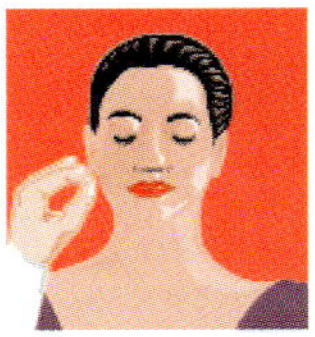

Die Ohrläppchen zwischen Daumen und allen Fingern reiben. Dann das ganze Ohr mit den Fingern halten und mit den Daumen reiben. Danach mit den Ringfingern das Ohr zuklappen und wieder öffnen.
Das Ganze dreimal.

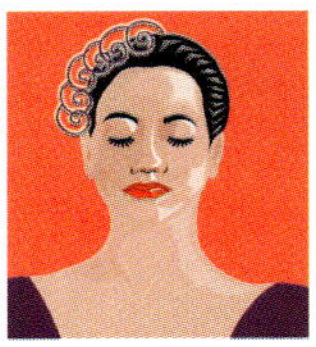

Über dem Ohr zur Kopfmitte kreisend mit allen Fingerkuppen massieren.

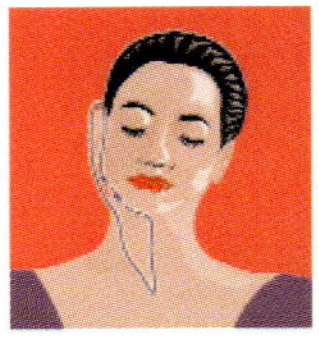

Den Kopf mit beiden Händen fassen und zur Seite neigen. Dann dreifach die folgende Streichfolge auf einer Seite kräftig und bestimmt durchführen: Mit der vollen Hand seitlich am Kinn entlang bis zur Kinnmitte streichen, dann den Hals herunter und wieder herauf hinters Ohr. Dann wieder am Kinn entlang und wieder hinauf zur Stirnmitte. Dreimal.

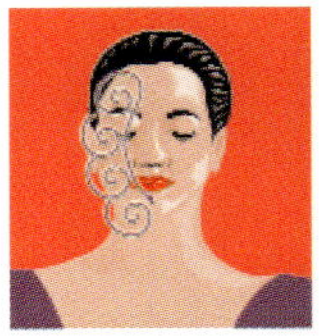

Vom Mittelpunkt des Kinns aus mit drei Fingern auf einer Gesichtshälfte kreisend hochgehen. Erst über das Kinn, dann die Wangenknochen hoch zur Stirn und dann wieder auf demselben Weg zurückstreichen zum Mittelpunkt des Kinns.

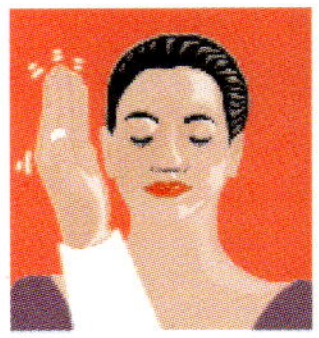

Zärtlich beide Gesichtsseiten vom Hals hoch bis zur Stirn mit der flachen Hand klatschen.

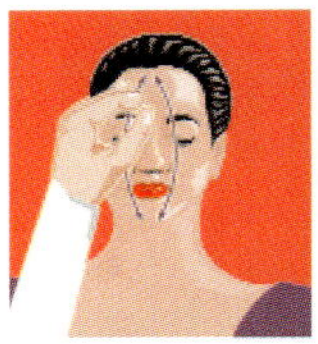

Zum Abschluss mit der offenen Hand und gespreizten Fingern federleicht vom Hals zur Stirn über eine Gesichtshälfte streichen. Dann dasselbe auf der anderen Hälfte.

Ayurveda und Ernährung

Essen in der Balance

„Man kann weder gut denken,
noch gut lieben,
noch gut schlafen,
wenn man nicht gut gegessen hat."
(Virginia Woolf)

Die Krankheiten kommen kontinuierlich
bis in die Zukunft hinein
nicht zu demjenigen,
der weiß, was zuträglich in Bezug auf
Essen und Trinken ist,
der beständig mit der höchsten Wirklichkeit verbunden ist."
(Caraka Samhita, Arzt und Begründer der ayurvedischen Medizin)

Moderne Mittelschicht-Inder benutzen auch heute noch ganz selbstverständlich Wörter aus dem Sanskrit, der historischen Kunstsprache der Veden, wenn sie sich über ihr Essen unterhalten, obwohl Sanskrit mindestens seit 300 Jahren nicht mehr gesprochen wird. Auch die Bestsellerautorin Tarla Dalal spricht in ihren Büchern mit einer Gesamtauflage von 10 Millionen mit großer Selbstverständlichkeit von *sattva*, *rajas* und *tamas*, so wie wir vielleicht von „al dente", „gedünstet" oder „frittiert" reden.
Ganz Indien weiß, dass *sattva*, *rajas* und *tamas* die drei *gunas* der Ernährung sind, die seit mindestens 2000 Jahren die komplexen Zusammenhänge von Kochkunst und ayurvedischer Medizin und Philosophie beschreiben. Diskussionen über die drei *gunas sattva*, *rajas* und *tamas* sind in Indien mindestens so beliebte Tischgespräche wie bei uns ein Gespräch über den richtigen Wein zum Essen – und sie sind ähnlich unerschöpflich.
Die drei *gunas* beschreiben Qualitäten und Wirkungen der Lebensmittel in Bezug auf ihre Reife. So ist eine Ananas nicht nur entweder reif oder unreif; sie ist vielmehr *sattvik*, *rajasik* oder *tamasik*. In ihrer reinsten und edelsten Form ist die Ananas *sattvik*, d. h. sie ist frisch von der Staude gepflückt und genau am Punkt der Reife angelangt. Vor diesem Stadium ist sie eher *rajasik*, d. h. noch grün, leicht sauer und fest; sie hat einen spritzigen Charakter. Eine Ananas, die schon vom Baum gefallen ist oder nach dem Pflücken zu lange gelegen hat, wird als *tamasik* bezeichnet. In diesem Zustand kann sie auch schon etwas angegoren sein, *tamasik* steht auch für musig und weich. Diese physischen Eigenschaften haben immer auch ihre geistige, spirituelle Entsprechung, ähnlich wie die drei *doshas*. So bedeuten *sattva*, *rajas* und *tamas* gleichzeitig auch Harmonie, Turbulenz und Trägheit.
Die perfekte Mahlzeit enthält alle drei *gunas* in einem ausgewogenen Verhältnis. Diese schlichte Regel wird für den Koch zu einer heiklen Übung, denn nie liegt ein *gunas* in reiner Form vor. Alles fließt, alle Zustände ändern sich ständig. Eine Banane kann an der einen Stelle noch grün sein, an einer anderen schon gelb, eine Kartoffel überweich gekocht, die andere noch hart sein. Vollends zur Kunstform für Hausfrauen und Gastgeber wird der Umgang mit den *gunas*, wenn auch noch die *doshas* der Gäste berücksichtigt werden. Reichlich *rajas*-Qualitäten im Essen wie viel Pfeffer und scharfe Gewürze gleichen *kapha* aus. Viel *sattva* mit reifem Obst, gar gekochtem Gemüse und Hülsenfrüchten sorgt für innere Ruhe und Ausgeglichenheit und hilft dem nervösen *vata*-Menschen.
Träge und dumpf macht *tamas* die Lebensmittel, die so überreif sind, dass sie schon

fast in Fäulnis übergehen, d. h. zu gären anfangen, die schwer sind, matschig und überreif – alles Eigenschaften, die *pitta* ausgleichen.
Gegensätzliches gehört zusammen und fügt sich auf dem Teller zu einer harmonischen Einheit. Die großen südindischen Metallteller, *thali* genannt, die mit ihren vielen Vertiefungen an die Farbpalette eines Künstlers erinnern, bieten für dieses Spiel mit immer neuen Harmonien die perfekte Unterlage. Was wie eine elitäre Übung anmutet, ist tatsächlich gelebter Alltag von Millionen Indern; auch ohne große Schulbildung und tiefes Studium der alten Schriften.

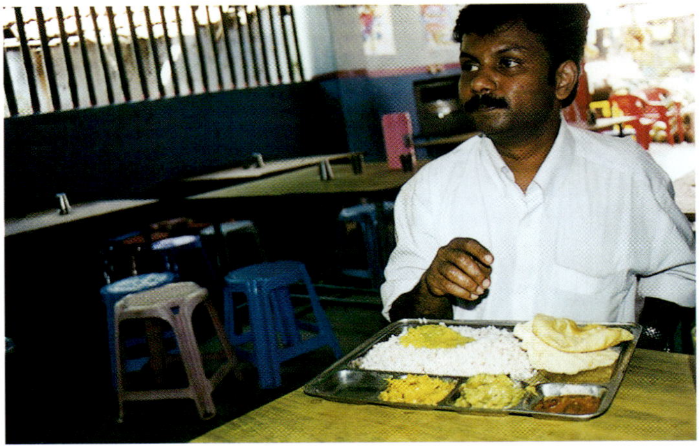

Abb. 31: Man nennt diese Metallteller mit den vielen Vertiefungen thali.

Je weiter man in das Denksystem des Ayurveda eindringt, umso komplexer werden die Kriterien, nach denen gekocht und auch gelebt werden soll: So sollte eine vollkommene Mahlzeit darüber hinaus noch alle sechs Geschmacksrichtungen enthalten: süß, sauer, salzig, scharf, bitter und zusammenziehend. Sie sollte der Jahres- und der Tageszeit angemessen sein und das *dosha* des Essers berücksichtigen – vor allem aber soll es ein leckeres Essen sein! Eine gute Küche wird so zur lebenslangen Herausforderung in immer neuen Schwierigkeitsgraden, eine Spirale der Vervollkommnung! Es geht nie einfach nur um reine Nahrungsaufnahme, sondern letztlich um religiöse Handlungen, die dem Erlösungsstreben gelten. Die *gunas* liefern dafür den Orientierungsrahmen. So sind auch die Götter in der Küche zugegen. Der Erschaffer Brahma verkörpert *rajas*, der Bewahrer Vishnu *sattva*, der Zerstörer Shiva *tamas*.
Immer leuchtet hinter all diesen Regeln und Kriterien das große Ideal der Balance. Die Kunst des Lebens besteht für den ayurvedisch lebenden Menschen darin, Extreme zu meiden, die Widersprüche in Einklang zu bringen und Harmonie herzustellen. Für die Ernährung bedeutet das auch eine große Freiheit, denn prinzipiell ist alles erlaubt.

Ayurveda kennt keine Verbote!

Dies mag all diejenigen erstaunen, die schon einmal von Ayurveda-Kuren gehört haben, denn dort gelten normalerweise feste Regeln, die auch Verbote einschließen. So herrscht in Ayurveda-Kliniken striktes Alkoholverbot. Auch Fleisch, vor allem rotes Fleisch, Zigaretten und sogar Knoblauch sind meistens tabu. Das liegt daran, dass die Patienten normalerweise eine so genannte Panchakarma-Kur absolvieren, die *ama* aus dem Körper entfernen soll. Für diese Kur gelten besondere Regeln, die oft verallgemeinert und als ayurvedische Lebensregeln missverstanden werden. Tatsächlich ist es so, dass alle menschlichen Gewohnheiten vom ayurvedischen Arzt erst einmal als gegeben hingenommen werden. Sie dienen ihm als wichtige Hinweise auf das *dosha* und die Persönlichkeit des Patienten.

„Wenn ein Nahrungsmittel aus gewohnheitsmäßigem Gebrauch den Menschen angemessen erscheint,
möge man dieses nicht vollständig und sofort aufgeben, auch wenn es sich dabei um etwas Unzuträgliches handelt;
denn daraus würde kein positiver Zustand."
(Caraka Samhirta, 1. Jahrhundert vor Christus)

Im Ayurveda sind die Lebensmittel nicht in gut und schlecht eingeteilt; als unzuträglich werden in erster Linie extremes Verhalten und Einseitigkeiten betrachtet.
Der ayurvedische Arzt wird versuchen, krank machende Gewohnheiten zu verändern. Doch die Art, wie er das laut der alten Schriften tun soll, mutet sensationell modern an:

„Ein kluger Mensch sollte eine unzuträgliche Gewohnheit allmählich aufgeben und ebenso allmählich das Zuträgliche pflegen. Dabei wird für die Gestaltung des allmählichen Prozesses Folgendes empfohlen:
Als erster Schritt sollte ein Viertel von dem Zuträglichen und dem Unzuträglichen verändert werden.
Nach einer bestimmten Zeit ein weiteres Viertel, und ebenso nach dem doppelten und dem dreifachem Zeitraum.
Fehler, die allmählich aufgegeben werden, kommen nicht wieder,
und gute Eigenschaften, die allmählich angenommen werden, bleiben bestehen, ohne erschüttert zu werden."
(Caraka Samhirta, Arzt und Begründer der ayurvedischen Medizin)

Was hier beschrieben ist, gibt genau das wieder, was selbst moderne Ernährungsberater noch nicht lange wissen: Ernährungsgewohnheiten sind außerordentlich stabil und lassen sich durch drastische Maßnahmen wie Verbote und Diäten nicht nachhaltig beeinflussen. Oftmals werden die Umstände auf diese Weise sogar noch verschlimmert, und es entstehen krankhafte Essstörungen. Auch die neuen Konzepte der Ökotrophologen gehen von den bestehenden Lebensgewohnheiten ihrer Klienten aus, beteiligen diese an dem Umgewöhnungsprozess und gestalten die Verhaltensmodifikation langsam und angenehm. Auf diesem Weg hin zu einem gesünderen Lebensstil gibt es kein besseres Aktionsfeld als die eigene Küche.

Besonderheiten der ayurvedischen Küche

Der Ayurveda bevorzugt eine vegetarische Ernährung, kombiniert mit Milch, Sahne, Joghurt und Kefir. Eier und Käse, Fleisch und Fisch sind nicht verboten, werden aber wenig verwendet. Alles schwer Verdauliche, wie z. B. Rohkost, wird gemieden. Käse, wie wir ihn im Westen kennen, ist in Indien praktisch unbekannt; die Menschen geben dort frischen Milchprodukten, vor allem Milch und Joghurt, den Vorzug.

Wir empfehlen für unsere Rezepte selbst gemachten Joghurt mit der probiotischen Bakterienkultur der Hobbythek LaBiDa.

Joghurt à la Hobbythek ganz einfach:
1 l H-Milch oder abgekochte und wieder abgekühlte Frischmilch
1 kleine Msp. LaBiDa

Mit einem Joghurtautomaten, der preiswert im Handel zu bekommen ist, gelingt der eigene Joghurt im Handumdrehen:
Die Milch mit einer Messerspitze der LaBiDa-Kultur impfen und im Joghurtautomaten 14 Stunden bei 38 – 42 °C fermentieren lassen – fertig!
Mit Fruchtsüße oder Süßstoff und Frusip's wird dann auch schnell ein indischer Trinkjoghurt, ein Lassi, daraus. Mehr zu probiotischen Milchprodukten erfahren Sie in unserem Hobbythekbuch „Joghurt, Quark & Käse".

In Indien wird als Fett Ghee und Öl verwendet. Da bei der Herstellung von Ghee Wasser und Eiweißbestandteile bereits ausgesondert wurden, ist dieses Butterreinfett nicht nur länger haltbar als Butter, sondern auch ideal zum Dünsten, Braten und Frittieren. Wenn Sie kein Ghee vorrätig haben,

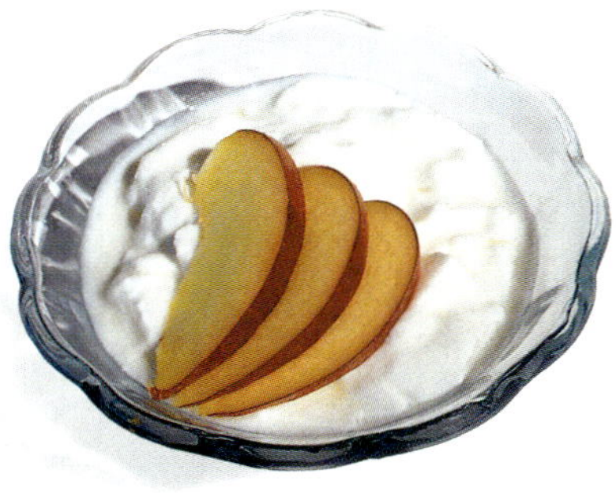

Abb. 32: Der Joghurt mit der Hobbythek-Kultur LaBiDa schmeckt auch pur mit etwas Obst verfeinert.

lässt es sich in allen Rezepten durch ein gutes Pflanzenöl ersetzen.
Das Herz der indischen Küche sind die Gewürze. Inder haben im Laufe der Jahrtausende einen ganz besonderen Umgang mit Gewürzen entwickelt, der sich deutlich von unserem unterscheidet. Die Gewürze werden als ganze, frische Samen oder Früchte verwendet. Kurz vor Gebrauch rösten die indischen Frauen die ganzen Gewürze in einer schweren Bratpfanne bei mittlerer Hitze an und mahlen sie dann einzeln oder auch schon gemischt in einem Mörser. Nur so, geröstet und frisch gemahlen geben die Gewürze ihr unvergleichliches Aroma frei. Um die indische Gewürzküche wirklich zu erleben, sollte man auch

Ghee entspricht dem Butterschmalz, das unsere Großmütter – als es noch keinen Kühlschrank gab – wegen der besseren Haltbarkeit aus frischer Butter herstellten. Gutes Ghee herzustellen ist einfach, erfordert jedoch Zeit und Aufmerksamkeit:

Ghee

Frische ungesalzene Butter (500 g) in Stücke zerteilen und mit Wasser so lange spülen, bis das Wasser klar bleibt und die Eiweißrückstände entfernt sind. Dann die Butter in einem Topf langsam auf kleinster Flamme erhitzen, auf Temperatur halten und abschäumen. Das während des Siedens entstehende Geräusch zeigt an, dass das Wasser noch nicht verdampft ist. Die flüssige Butter sollte so lange sieden, bis kein Geräusch mehr zu hören ist. Die Kochzeit für 500 g Butter liegt je nach Herdhitze bei 30 – 60 Minuten.

Das Ghee ist fertig, wenn das Fett klar und durchsichtig wird. Vorsicht, dass es nicht bräunt. Zum Schluss das abgeschäumte Ghee durch ein feines Haarsieb in ein sauberes Einweckglas oder einen kleinen Steintopf gießen; der Bodensatz muss zurückbleiben. Ghee sollte kühl und abgedeckt, aber nicht im Kühlschrank gelagert werden. Bodensatz und Schaum kann man zu Kartoffelspeisen, Gemüse und dergleichen verwenden.

Die in unseren Rezepten angegebenen Mengen von Ghee können immer durch ein gutes Pflanzenöl (z. B. Olivenöl) ersetzt werden.

Kreuzkümmel, Koriander, Kardamom, Zimt, Nelken und Pfefferkörner in dieser Weise vorbehandeln. Manche schwören auf einen Steinmörser für den unverfälschten Geschmack, doch ein elektrischer Zerkleinerer oder Mixer tut es auch. Mit Ausnahme der frischen Kräuter werden die vielfältigen Gewürze immer von Anfang an mitgekocht oder -gegart.

Versuchen Sie mal diese Gewürzmischung: Ein ganz einfaches *Garam Masala* und Sie werden dem Geist der indischen Küche ein Stück näher kommen …

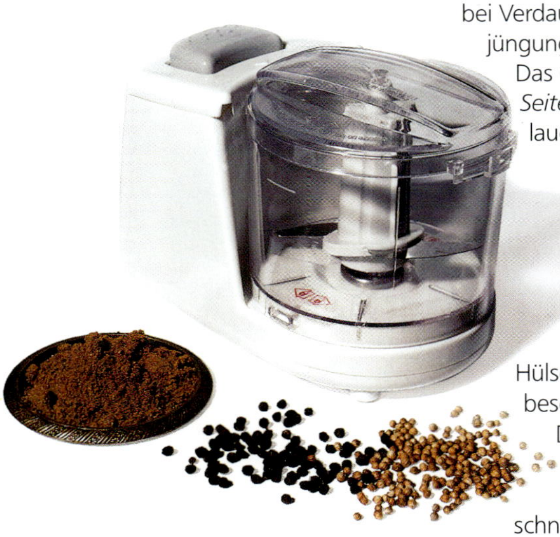

Abb. 33: Ein elektrischer Zerkleinerer eignet sich hervorragend zum Mahlen der Gewürze. Er ist eine schnelle Alternative zum Mörser.

- 3 etwa 7,5 cm lange Zimtstangen;
- 2 TL Kardamomsamen aus der grünen Kapsel entfernt;
- 1TL ganze Nelken;
- ½ TL schwarze ganze Pfefferkörner;
- 1 TL geriebene Muskatnuss.

Die Gewürze bis auf die Muskatnuss einzeln in einer schweren Bratpfanne rösten und dann in einem Mörser oder Mixer mahlen. Alles mischen und die geriebene Muskatnuss dazugeben. Sofort verwenden.

In der ayurvedischen Küche wird bewusst auf die Verwendung von Knoblauch und Zwiebeln verzichtet, da der störende Geruch den Geschmackssinn beeinträchtigt. In der ayurvedischen Medizin jedoch kommt Knoblauch zur Senkung von Bluthochdruck, bei Verdauungsbeschwerden und als Verjüngungsmittel zum Einsatz.

Das Gummiharz Asa foetida (siehe *Seite 85*) hat einen intensiven, knoblauchähnlichen Geruch. Eine Mischung aus diesem so genannten Teufelsdreck, frisch gehacktem Ingwer und etwas Zitronensaft kann daher als Knoblauchersatz verwendet werden.

Hülsenfrüchte gibt es in Indien in einer besonders großen Vielfalt. Sie heißen Daals, hier einige Beispiele:

- Masoor Daal: halbierte rote Linsen, rosafarben, werden schnell gar (Rezept *siehe Seite 49*).
- Moong Daal: gespaltene gelbe Bohnen, Hülsen entfernt.
- Channa Daal: kleiner als halbierte Erbsen, von gelber Farbe.
- Mater Daal: gespaltene gelbe Erbsen, alle gleich groß.

Auch Kichererbsen, Kichererbsenmehl und verschiedene Bohnen werden häufig verwendet.

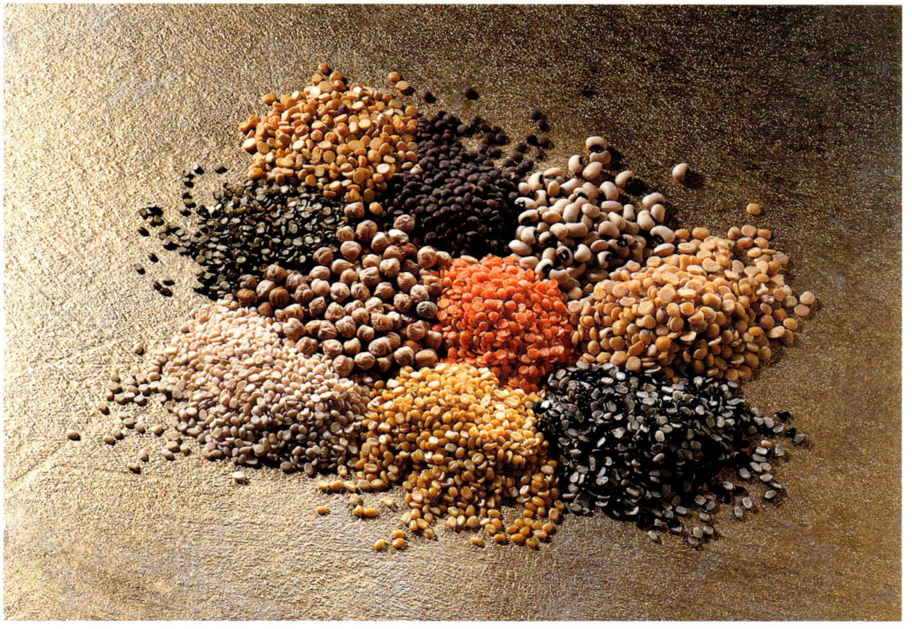

Abb. 34: Vielfältige Daalsorten erfreuen sich großer Beliebtheit und sorgen für das Eiweiß in der vegetarischen Küche.

Nach der ayurvedischen Lehre machen einige Nahrungsmittel im Übermaß genossen den Geist dumpf und den Körper träge. Dazu gehören Alkohol, rotes Fleisch, Wurst oder Fisch, Käse, Pilze und auch Backwaren, die mit Hefe zubereitet wurden. Daher werden in der ayurvedischen Küche alle Brote entweder mit Weinsteinpulver oder Weinstein-Backpulver zubereitet. Beides erhält man in Reformhäusern; Weinstein-Backpulver auch in vielen Supermärkten.
Sehr häufig wird zu den Mahlzeiten Brot serviert. Hier zwei Rezepte:

Chapati

250 g	Weizenvollkornmehl
½ TL	Salz
½ TL	Weinsteinpulver oder Weinstein-Backpulver
ca. 50 ml	lauwarmes Wasser
	Pflanzenfett zum Ausbacken

Mehl, Salz und Weinsteinpulver vermengen und so lange warmes Wasser (ca. 50 ml) zugeben, bis ein elastischer Teig entsteht. Den Teig zugedeckt etwa 30 Minuten ruhen lassen. Walnussgroße Bällchen formen und mit wenig Mehl zu dünnen Fladen mit 10 cm Durchmesser ausrollen. Fladen in einer Fritteuse oder in einer Pfanne in heißem Fett nacheinander goldgelb backen. Damit das Fett besser abtropfen kann, legt man die gebackenen Chapatis kurze Zeit auf Küchenkrepp.
Die fertigen Fladen werden auf einem Teller gestapelt und im Backofen warm gehalten. Sie schmecken hervorragend zu Suppen und Gemüsegerichten.

Indisches Fladenbrot

(Für 1 Brot)

125 g	Weizenvollkornmehl
125 g	Weißmehl
1 TL	Weinstein-Backpulver
½ TL	Kreuzkümmel, gemahlen
½ TL	Salz
3 EL	Olivenöl
175 ml	Sprudelwasser
1 EL	Ajovan-Kümmel, Sesamsamen oder Sonnenblumenkerne zum Bestreuen
1 EL	Ghee (siehe *Seite 42*)

Die angegebenen Zutaten bis zum Sprudelwasser vermischen und alles gut durchkneten, bis ein geschmeidiger Teig entstanden ist. Dann den fertigen Teig etwa 30 Minuten ruhen lassen. Den Teig auf ein gefettetes rundes Backblech legen und ca. 1,5 cm dick mit Hilfe einer kleinen Rolle oder einem Wasserglas ausrollen. Mit Wasser bestreichen und mit Kümmel, Sesam oder Sonnenblumenkernen bestreuen. Etwa 10 Minuten bei 250 °C backen. Dabei 1 Tasse heißes Wasser in den Backofen stellen, damit das Brot nicht trocken wird. Das Fladenbrot noch warm mit zerlassenem Ghee bestreichen und sofort servieren.

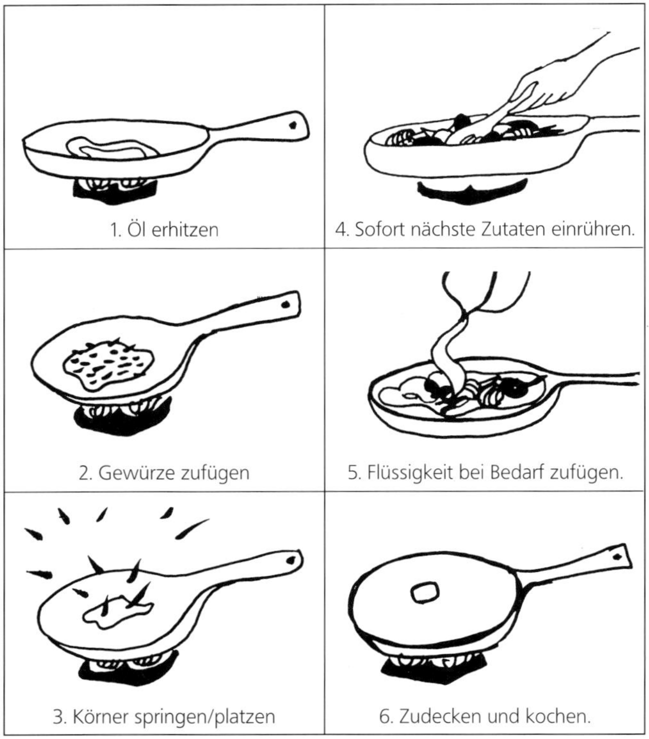
1. Öl erhitzen
2. Gewürze zufügen
3. Körner springen/platzen
4. Sofort nächste Zutaten einrühren.
5. Flüssigkeit bei Bedarf zufügen.
6. Zudecken und kochen.

Abb. 35: Für die meisten ayurvedischen Rezepte gelten diese Zubereitungsschritte.

Auch Reis zählt in Indien zu den Grundnahrungsmitteln. Besonders der Basmatireis ist eine bevorzugte Beilage. Er kostet etwas mehr als andere Reissorten, aber er ist jeden Pfennig seines Preises wert, denn sein einzigartiger Geschmack und Geruch machen aus jedem einfachen Essen etwas Besonderes. Hier das Grundrezept für zwei Personen: Messen Sie eine Tasse Reis ab, spülen ihn einmal mit Wasser ab und lassen ihn dann 10 Minuten in Wasser einweichen.

Dabei werden kleine Fremdkörper herausgeschwemmt und außerdem die Stärke, die den gekochten Reis klebrig und zäh macht. Das Wasser abgießen und den Reis mit einer halben Tasse Wasser in einem schweren Topf mit dickem Boden aufkochen und dann bei geringer Hitze 20 – 25 Minuten weitergaren, bis das Wasser absorbiert ist. Fertig.

Tipp: Abwechslung kann man in das Reisgericht bringen, wenn man einige grüne Erbsen oder klein geschnittene Karotten mitkocht oder ½ TL Kurkuma und 1 EL Ghee oder Butter kurz vor dem Ende der Garzeit dazugibt.

Zur Realisierung indischer Rezepte sollte man weiterhin im Haus haben:

- Zitronensaft.
- Gemüsebrühe.
- Mehl.
- evtl. Kichererbsenmehl oder Reismehl.
- Brauner Zucker oder andere Vollrohrzucker, Agavendicksaft, Ahornsirup oder Fruchtsäfte HT zum Süßen.
- Nüsse bzw. Samen (Cashewkerne, Sesamsamen, Mandeln, Walnüsse).
  Nüsse sind wichtige Eiweißlieferanten und finden in fast jeder indischen Mahlzeit Verwendung.
- Salz, Paprika, Chili oder Cayennepfeffer, Lorbeerblätter, Curry, Kümmel und natürlich die zehn Hauptgewürze (siehe *Seite 54*).
- Frische Kräuter wie Basilikum, Petersilie, Schnittlauch, Dill.
- Mörser oder elektrische Zerkleinerungsmaschine.

Für die meisten Rezepte gelten dieselben typischen Zubereitungsschritte:

1. Sie erhitzen etwas Ghee oder Öl in der Pfanne und geben zuerst die ungemahlenen Gewürze dazu, z. B. schwarze Senfsamen.
2. Warten Sie, ohne die Pfanne abzudecken, bis die Gewürze regelrecht aufplatzen und fast aus der Pfanne springen.
3. Geben Sie nun schnell die weiteren Zutaten und die gemahlenen Gewürze, wie z. B. Gelbwurz, in die Pfanne.
4. Unter Rühren alles gründlich durchmischen.
5. Zum Schluss die Flüssigkeiten zufügen.

Lebensmittelführer für die drei *doshas*

„Allein durch gute Nahrung gedeiht der Mensch, schlechte Nahrung hingegen ruft Krankheit hervor."
(Caraka Samhirta, Arzt und Begründer der ayurvedischen Medizin)

Jede Mahlzeit sollte wie gesagt nicht nur gesund und wohlschmeckend sein, sondern auch das *dosha* des Essers berücksichtigen. Folgende Tabellen sollen dabei für Sie ein Wegweiser sein:

Lebensmittel, die *vata* in die Balance bringen

-Störungen kennzeichnen den Lebensstil unserer Zeit. Viele Menschen sind gestresst, nervös, besorgt und unruhig. Alle diese Merkmale verweisen auf mangelnde Harmonie im *dosha vata* . In dieser Situation können die folgenden Ernährungsempfehlungen helfen. Bei *vata*-Störungen sollte man süße, saure und durchfeuchtete Nahrungsmittel bevorzugen. Besonders wichtig ist es, sich regelmäßige Essenszeiten anzugewöhnen und häufig Milch, Gewürz- oder Kräutertee zu trinken. Bevorzugen Sie süße Früchte wie Mangos oder Bananen und meiden Sie Trockenfrüchte.

Nahrungsführer für den vata-Typ

	Empfehlungen (Lebensmittel, die das *dosha* ausbalancieren)	**Einschränkungen (Lebensmittel, die das *dosha* verschlechtern)**
Obst	alle reifen, süßen und saftigen Früchte, wie z. B. Ananas, Aprikosen, Bananen, süße Beeren, Kirschen, Kokosnüsse, frische Feigen, Trauben, Mangos, süße Melonen , Papayas, Pfirsiche, Pflaumen.	Trockenfrüchte: Rosinen, Dörrpflaumen, Äpfel, Preiselbeeren, getrocknete Datteln und Feigen, außerdem Wassermelonen.
Gemüse	Weich gekochtes Gemüse, wie Spargel, Rote Beete, Karotten, Okra, Fenchel, Mais, grüne Bohnen, Lauch, Süßkartoffeln, Erbsen, Kürbis, Zucchini.	Schwer verdauliches Gemüse wie Brokkoli, Blumen- und Rosenkohl, weiterhin Sellerie, Auberginen, Paprika, Salate, Pilze, rohe Zwiebeln, frische Petersilie, Spinat, Sprossen, Tomaten, Rüben.
Hülsenfrüchte	Rote Linsen, Mungbohnen, frische Sojaprodukte, Tofu.	Wenig Hülsenfrüchte.
Milchprodukte	Frischkäse, Sahne, Lassi, frischer Joghurt, Buttermilch, Ghee und Butter.	Hartkäse.
Tierische Nahrung	Hühner, Kaninchen, Ente, Eier, Meerestiere.	Rind, Lamm, Schwein, Hase, Wild.
Getreide	gekochte Haferflocken, Basmatireis oder Vollkornreis, Weizen, Grünkern, Dinkel.	Gerste, Mais, Hirse, rohe Haferflocken, Roggen.
Nüsse	Alle Nüsse in Maßen.	Keine.
Süßmittel	Honig, Ahornsirup, Agavendicksaft, brauner Rohrzucker.	Weißer Zucker.
Würzmittel	Alle Gewürze außer roter Chili und Meerrettich.	Roter Chili, Meerrettich.
Öle	Alle Öle.	Keine Öle.

**Lebensmittel,
die *pitta* in die Balance bringen**

-Störungen kennzeichnen eine ungeduldige bis jähzornige Persönlichkeit, die oft wütend und intolerant ist. Sie hat meist Hautprobleme und ist hitzeempfindlich. Diese Merkmale verweisen auf mangelnde Harmonie im *dosha pitta*. In dieser Situation können die folgenden Ernährungsempfehlungen helfen. Bei *pitta*-Störungen sollte man Nahrungsmittel bevorzugen, die eine kühlende Wirkung haben. Trinken Sie häufig kühles Wasser, Fruchtsäfte oder abgekühlten Tee. Hilfreich sind vor allem rohe Früchte und Gemüse. Meiden Sie dagegen fette und stark gewürzte Nahrung sowie saure Früchte, Erdnussbutter oder Knoblauch. Trinken Sie möglichst wenig Alkohol. Versuchen Sie, in einer ruhigen und angenehmen Atmosphäre zu essen, und nehmen Sie sich für das Essen Zeit.

Nahrungsführer für den pitta-*Typ*

	Empfehlungen (Lebensmittel, die das *dosha* ausbalancieren)	**Einschränkungen (Lebensmittel, die das *dosha* verschlechtern)**
Obst	Reife oder süße Früchte wie Äpfel, Aprikosen, süße Beeren, Kokosnüsse, Mangos, süße Melonen, Feigen, Datteln, Bananen, Birnen, Pflaumen, Dörrpflaumen, Rosinen.	Unreife oder saure Früchte wie Beeren, Kirschen, Preiselbeeren, Grapefruits, grüne Trauben, Kiwis, Zitronen, saure Orangen, Rhabarber.
Gemüse	Süße und bittere Gemüse wie Spargel, Artischocken, Kartoffeln, Rote Beete, Sellerie, Kohl, Brokkoli, Salate, Pilze, gekochte Zwiebeln, Kartoffeln, Kürbisse, Sprossen, Zucchini.	Scharfe Gemüse wie Knoblauch, grüne Chilis, Meerrettich, grüne Oliven, rohe Zwiebeln, Peperoni, Rettich.
Hülsenfrüchte	Alle außer Linsen.	Linsen, Miso.
Milchprodukte	Milch, süßes Lassi, Sahne, Butter, Weichkäse, Ghee.	Käse, Sauerrahm.
Tierische Nahrung	Hühner, Süßwasserfische, Hase, Wild.	Rind, Ente, Eidotter, Lamm, Schwein, Meerestiere.
Getreide	Gekochte Haferflocken, weißer Reis, Basmatireis, Weizen, Hafer, Gerste.	Mais, Hirse, rohe Haferflocken, Naturreis.
Nüsse	Avocados, Kokosnuss.	Keine Nüsse, außer Kokosnuss.
Süßmittel	Alle Süßmittel außer Honig und Melasse.	Melasse, Honig.
Würzmittel	Koriander, Zimt, Kardamom, Fenchel.	Generell wenig Gewürze, außer den „Ja"-Gewürzen.
Öle	Kokosnuss-, Oliven-, Sonnenblumen-, Sojaöl.	Sesam-, Mais-, Distelöl.

Lebensmittel, die *kapha* in die Balance bringen

Eine [redacted] -Überfunktion erkennt man an Trägheit bis zur Faulheit und Übergewicht. Diese Merkmale verweisen auf mangelnde Harmonie im *dosha kapha*. In dieser Situation können die folgenden Ernährungsempfehlungen helfen. Bei *kapha*-Störungen sollte man bittere, würzige und scharfe Nahrungsmittel und leichte warme Mahlzeiten bevorzugen. Vermeiden Sie Lebensmittel, die süß, sauer oder salzig sind, zu große Portionen und essen Sie nicht zwischen den Mahlzeiten. Nach dem Essen sollte man bei *kapha*-Störungen nicht schlafen, sondern nur ruhen. Im Laufe des Tages trinkt man nur lauwarme Getränke, das regt die Verdauung an. Vor jeder Mahlzeit empfiehlt sich ein warmes Getränk aus Ingwer und Kreuzkümmel:

Ayurveda-Verdauungsaperitif *agni*
(für ½ l)

1 TL	Kreuzkümmel, gemahlen
½ TL	Ingwerpulver
½ l	Wasser

Kreuzkümmel und Ingwer in einen Topf geben, das Wasser darauf gießen und erwärmen. Unter Rühren kurz aufkochen lassen, vom Herd nehmen, abdecken und ca. 15 Minuten ziehen lassen. Anschließend vorsichtig in Trinkgläser dekantieren, so dass das gequollene Pulver zurückbleibt. Trinken Sie ein kleines Gläschen (125 ml) als Aperitif vor dem Essen, denn es hat eine sofortige Wirkung auf die Verdauungsorgane! Falls der Aperitif nur für eine Person angesetzt wird, halbieren Sie die Mengen und heben Sie den Rest in einer Thermoskanne für den nächsten Tag auf.

Nahrungsführer für den* kapha*-Typ

[redacted]	**Empfehlungen (Lebensmittel, die das *dosha* ausbalancieren)**	**Einschränkungen (Lebensmittel, die das *dosha* verschlechtern)**
Obst	Zusammenziehende Früchte wie Äpfel, Birnen, Granatäpfel, Beeren, Quitten, Preiselbeeren, Dörr- und Trockenobst.	Schwere süße Früchte wie Avocados, Bananen, Kokosnüsse, Feigen, süße Melonen, Orangen, Papayas, Ananas, Pflaumen.
Gemüse	Scharfe und bittere Gemüse wie Spinat, Kohl, Chicorée, Artischocken, Spargel, Rote Beete, Brokkoli, Karotten, Mais, Auberginen, Knoblauch, Radieschen, grüne Bohnen, Kohlrabi, Lauch, Pilze, Zwiebeln, Blattsalate.	Süße Gemüse wie z. B. Oliven, süße Kartoffeln, Kürbisse, Tomaten.
Hülsenfrüchte	Fast alle Hülsenfrüchte: rote Linsen, Kichererbsen, grüne und gelbe Erbsen.	Kidney- und Sojabohnen, schwarze Linsen.
Milchprodukte	Schafskäse, Buttermilch, Lassi, Ziegenkäse und Ziegenmilch.	Keine Einschränkungen.
Tierische Nahrung	Huhn, Eier, Hase, Wild.	Rind, Schwein, Ente, Lamm, Meerestiere.
Getreide	Rohe Haferflocken, Roggen, Gerste, Hirse, Mais.	Basmatireis, gekochte Haferflocken.
Nüsse	Keine Nüsse.	Alle Nüsse.
Süßmittel	Kaltgeschleuderter Honig.	Keine Einschränkungen.
Würzmittel	Keine besonderen Empfehlungen.	Mayonnaise, Salz, Essig.
Öle	Sonnenblumen-, Mandel-, Maisöl.	Keine Einschränkungen.

Curry und *masalas*

Den ersten kulinarischen Kontakt zur indischen Gewürzwelt haben die meisten von uns wohl an einer Currywürstchen-Bude gemacht.
Das wahre Erfolgsgeheimnis der Currywurst ist nämlich das brennend scharfe Pulver, das die Geschmacksnerven so wunderbar betäubt und undefinierbare Wurst- und Ketchupmassen zu reinen Geschmacksträgern degradiert.
Die bürgerliche Küche kannte in den Nachkriegsjahren als Höhepunkt der Exotik den Curryreis. Im Dr. Oetker Schulkochbuch von 1952 heißt es unter diesem Stichwort dazu lapidar: *„Man mischt den fertigen Brühreis mit 1 TL Currypulver."* So einfach war das. Heute, in Zeiten von Ferntourismus und Globalisierung, sehen die Dinge ganz anders aus. In Indien, dem größten Gewürzproduzenten der Welt, wachsen unzählige Gewürze und es gibt Tausende von Gewürzmischungen, nur eines wird man vergeblich suchen: den Curry. In Indien bedeutet *Currie* nämlich wörtlich Sauce, und zwar irgendeine Sauce, in der die gelbfärbende und desinfizierende Gelbwurz, die für unser Curry so typisch ist, gar nicht enthalten sein muss. Tatsächlich ist unser Curry eine Mischung aus pulverisierten Gewürzen mit einem großen Anteil an Gelbwurz oder Kurkuma.

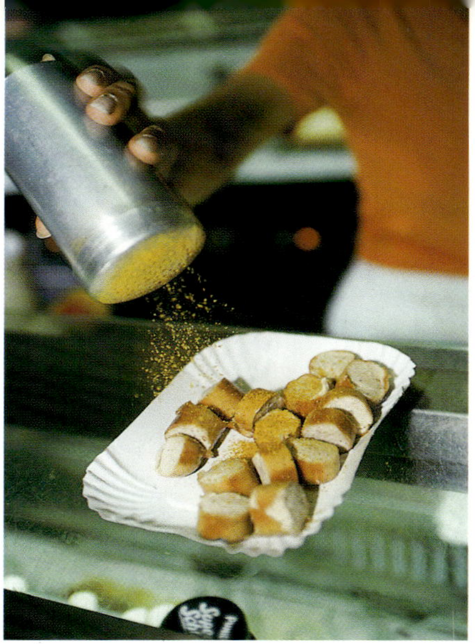

Abb. 36: Das wahre Erfolgsgeheimnis der Currywurst ist das würzig scharfe Pulver, der Curry

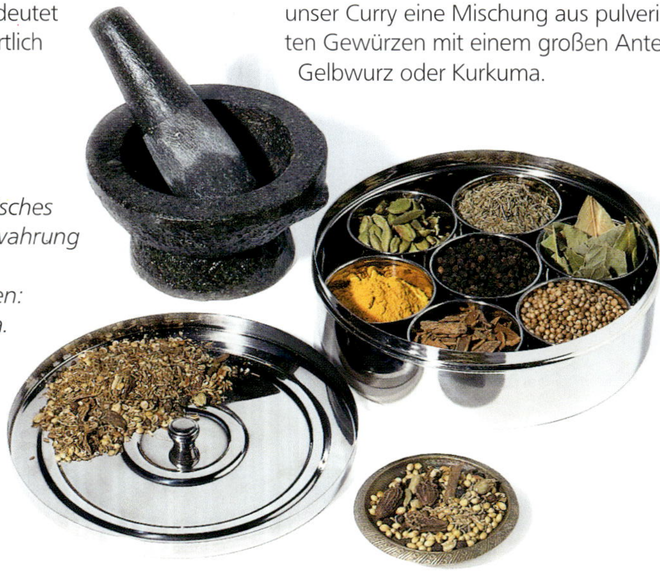

Abb. 37: Ein praktisches Utensil zur Aufbewahrung der Gewürze und Gewürzmischungen: Das Masala Dabba.

Curry steht für ein Stück Kolonialgeschichte: Als die Engländer nach Indien kamen, gefiel ihnen eine scharfe Sauce mit dem Namen *Kadhi*. Da sie das „dhi" nicht aussprechen konnten, machten sie einfach ein „rry" daraus, also „Karry". Daraus wurde dann in der englischen Schreibweise das uns wohlbekannte „Curry". Das korrekte indische Wort für Gewürzmischung ist *masala*, nicht zu verwechseln mit dem aromatischen Dessertwein aus Sizilien. Die Kunst des Gewürzemischens steht in Indien dank des reichen Angebots schon seit Jahrtausenden in hoher Blüte. Die streng geheim gehaltenen Rezepte werden von Generation zu Generation in den Familien weitervererbt.

masalas zur Unterstützung des Gleichgewichts der *doshas*

Damit es nicht zu kompliziert wird, haben wir drei Gewürzcocktails für drei erwünschte Richtungen zusammengestellt. Jeweils zur Balance von *vata*, *pitta* und *kapha* im Übergewicht.
Die Zubereitung ist jeweils gleich: Alle Gewürze miteinander mischen, in einen Topf geben und ½ l Wasser dazugießen. Alles erwärmen, unter Rühren kurz aufkochen lassen, vom Herd nehmen und abgedeckt ca. 15 Minuten ziehen lassen. Anschließend vorsichtig dekantieren.
Sie können die Gewürzcocktails beliebig einsetzen. Die einzelnen Gewürze können auch ansonsten zur Stabilisierung Ihres individuellen *doshas* vermehrt eingesetzt werden.

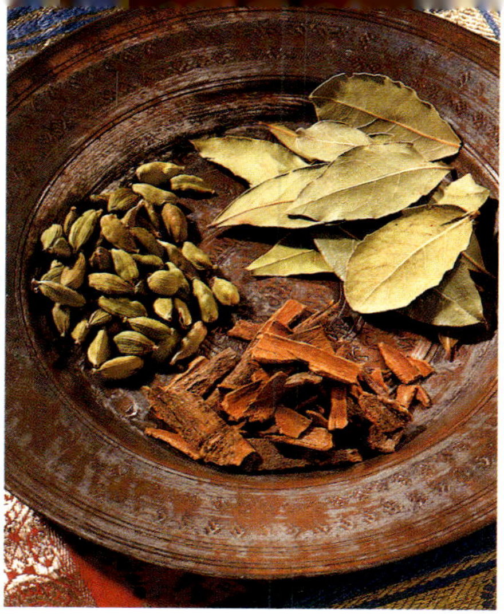

Abb. 38: Lorbeerblätter, Kardamom und Zimt für vata.

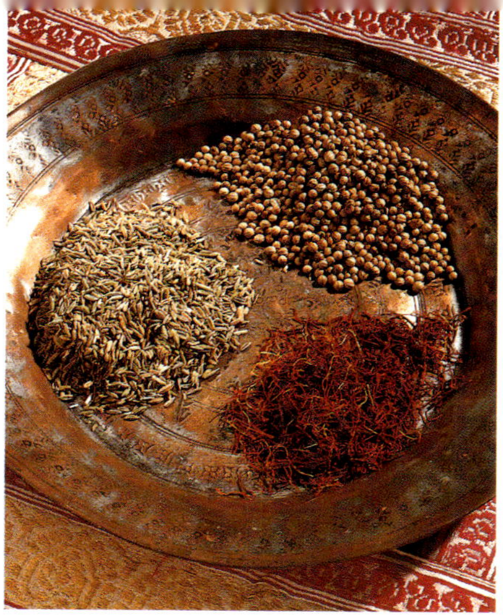

Abb. 39: Koriander, Kreuzkümmel und Safran für pitta.

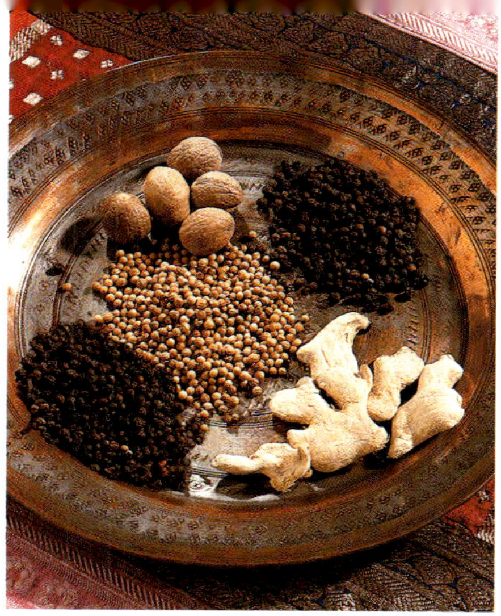

Abb. 40: Schwarzer Pfeffer, Muskat, Koriander und Ingwer für kapha.

Gewürzcocktail *vata*

1 TL	Zimt, gemahlen
½ TL	Kardamom, gemahlen
2	Lorbeerblätter

Gewürzcocktail *pitta*

½ TL	Koriander, gemahlen
1 TL	Kreuzkümmel, gemahlen
½ TL	Safranfäden

Gewürzcocktail *kapha*

1 Msp.	schwarzer Pfeffer, gemahlen
2 Msp.	Muskat, gemahlen
½ TL	Koriander, gemahlen
1 Scheibe	(ca. ½ cm dick) frischer Ingwer evtl. mit wenig Honig süßen

masala à la Hobbythek

Wir von der Hobbythek haben uns unsere eigenen Familienrezepte ausgedacht und ausprobiert. Die Zutaten stammen aus kontrolliertem Anbau, für Gewürze bis heute eine wertvolle Rarität! Sie können mit unseren BIO-Mischungen die garantiert frische Ware genießen und gleichzeitig den ökologischen Anbau in den Exportländern der Dritten Welt unterstützen. Die Mengen sind bewusst klein gewählt – immer nur bis 30 g –, denn bei den Gewürzmischungen handelt es sich um empfindliche Produkte, die zum baldigen Verzehr bestimmt sind. Nach der Öffnung der Packung diffundieren die ätherischen Öle in die Luft und mit ihnen Geschmacks- und Heilstoffe. Wir empfehlen daher, sie nach der Öffnung in ein kleines braunes Apothekerglas abzufüllen und nicht länger als ein halbes Jahr zu lagern.

Soma
Masala mild à la Hobbythek

Zutaten: Koriander, Ingwer, Fenchel, Kreuzkümmel, Nelken, Zimt, Kardamom, Paprika rot, Kurkuma, Chili, Sternanis. Besonders geeignet für Gemüsecurries, Saucen und Suppen.

Rote Linsen mit geschmorten Zwiebeln

(Für 4 Personen)

200 g	Masoor Daal, gewaschen
1 l	Gemüsebrühe
1 TL	Masala mild à la Hobbythek Soma
2	gewürfelte Tomaten
½ TL	Salz
1	mittelgr. Zwiebel, gewürfelt
3 EL	Ghee oder 3 EL Pflanzenöl
1 EL	frische grüne Korianderblätter oder Basilikum bzw. Petersilie

Die Linsen in einem Liter Gemüsebrühe aufkochen. Masala mild à la Hobbythek Soma und die Tomaten dazugeben und umrühren. Etwa 40 Minuten bei geringer Wärme köcheln lassen, bis die Linsen weich sind, und mit Salz würzen. In der Zwischenzeit die gewürfelten Zwiebeln in Ghee oder Pflanzenöl goldbraun rösten und in die Suppe geben. Mit den gehackten Kräutern garnieren und heiß servieren.

Gemüsereis *Grüne Wiedergeburt*

(Für 4 Personen)

1 kg	frisches Gemüse der Saison, z. B. Bohnen, Karotten, Brokkoli, Erbsen, Blumenkohl
3 TL	Ghee (siehe *Seite 42*)
2	Chilischoten, entkernt und fein geschnitten
2 TL	Kardamom, gemahlen
½ TL	Zimt, gemahlen
1 TL	Masala mild à la Hobbythek Soma oder *Garam Masala*
2 EL	fein gehackte Ingwerwurzel
250 g	Basmatireis
½ TL	Salz
	Pfeffer nach Geschmack
1 EL	frische Kräuter, gehackt, z. B. Basilikum, Petersilie
2–3 EL	fein gehackte gemischte Nüsse, z. B. Walnüsse, Mandeln, Cashewkerne, Pistazien

Gemüse putzen, waschen und in kleine Stücke schneiden. Ghee in einer Pfanne erhitzen, die fein geschnittenen Chilischoten und die Gewürze darin kurz dünsten. Gemüse zugeben und mit 250 ml heißem Wasser aufgießen. Aufwallen lassen, die

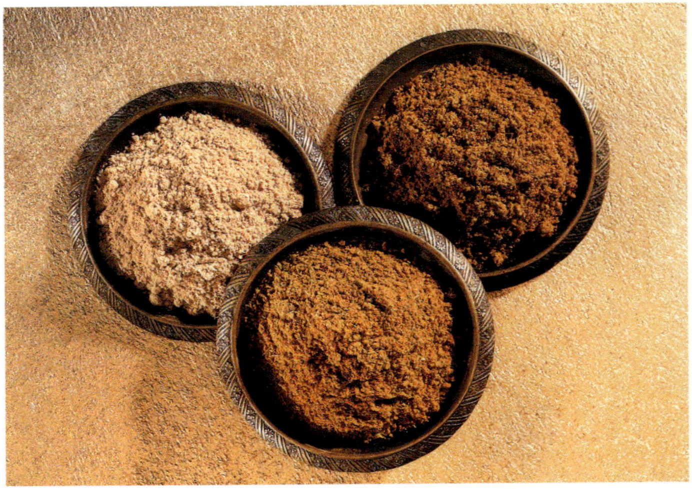

Abb. 41: Die drei masalas *der Hobbythek.*

Wärmezufuhr auf mittlere Stärke reduzieren und zugedeckt etwa 15 Minuten garen. Danach das Gemüse offen unter Rühren noch einige Minuten schmoren lassen, bis die Flüssigkeit verdampft ist. In einem anderen Topf den eingeweichten Basmatireis, Salz und so viel heißes Wasser geben, dass es ca. 3 cm über dem Reis steht. Aufkochen und 15 Minuten köcheln lassen, bis die gesamte Flüssigkeit aufgesogen ist.
Den gegarten Reis zu dem gedünsteten Gemüse geben und vorsichtig untermischen. Mit Salz und Pfeffer abschmecken.
Vor dem Servieren mit gehackten Kräutern und Nüssen bestreuen.

Rajas
Masala scharf à la Hobbythek

Zutaten: Koriander, Ingwer, Kurkuma, Kreuzkümmel, Fenchel, Nelken, Chili, Zimt, Kardamom, Paprika rot, Pfeffer schwarz, Muskatnuss.
Besonders geeignet für Fleisch, aber auch Gemüsecurries, Daals, Saucen und Suppen, wenn man Scharfes mag.

Pikante Kichererbsen *Katu*

(Für 4 Personen)

500 g	getrocknete Kichererbsen
1	grüne Peperoni
1	rote Paprika
2	Fleischtomaten
1	Karotte
3 EL	Ghee (siehe *Seite 42*)
2 TL	Masala scharf à la Hobbythek Rajas
2 EL	Zitronensaft
	Salz und Pfeffer nach Geschmack
1 EL	gehackte Petersilie zum Bestreuen

Die Kichererbsen ca. 12 Stunden einweichen, danach etwa 60 Minuten bei mittlerer Hitze mit wenig Wasser garen und in einem Sieb abtropfen lassen. Die Kochbrühe auffangen.
Peperoni und Paprika entkernen und in schmale Streifen schneiden. Tomaten und Karotte klein würfeln. Ghee in einem Topf

erhitzen, Peperoni, Paprika, Karottenwürfel und Masala scharf à la Hobbythek Rajas dazugeben und kurz andünsten. Danach die Tomatenstückchen, die Kichererbsen und 250 ml der zurückbehaltenen Brühe unterrühren und 20 Minuten kochen lassen. Zitronensaft dazugeben, gut umrühren und weitere 2–3 Minuten köcheln lassen. Mit Salz und Pfeffer abschmecken und mit gehackter Petersilie bestreuen. Servieren Sie dieses Gericht einfach mit Brot – ein Genuss!

Geröstete Kartoffeln *Stütze der Erde*

(Für 4 Personen)

50 g	Ghee (siehe *Seite 42*)
500 g	kleine Kartoffeln, halbiert
200 ml	Gemüsebrühe oder Wasser
1 Msp.	Cayennepfeffer, gemahlen
1 EL	Koriander, gemahlen
½ TL	Masala scharf à la Hobbythek Rajas
1 EL	frischer Ingwer, fein gehackt
½ TL	Salz
1–2 EL	frische gehackte Kräuter, z. B. Basilikum, Dill, Petersilie oder Korianderblätter

Ghee im Wok oder in einer großen beschichteten Pfanne erhitzen. Die halbierten Kartoffeln mit der Schnittfläche nach unten in die Pfanne legen und ca. 5 Minuten goldbraun anbraten. Die Kartoffeln in einen Schmortopf legen. Gemüsebrühe, Cayennepfeffer, Koriander, Masala scharf à la Hobbythek Rajas, gehackten Ingwer und Salz in einem kleinen Topf unter Rühren kurz aufkochen und gleichmäßig über die Kartoffeln verteilen. Den Schmortopf mit einem Deckel verschließen, in den vorgeheizten Backofen stellen und die Kartoffeln etwa 30 Minuten bei 180° C garen lassen, bis sie weich sind. Die Kartoffeln dabei ein- bis zweimal wenden, damit die Gewürze gleichmäßig verteilt werden.

masala gleichmäßig über die Kartoffeln streuen und das Gericht mit gehackten Kräutern bestreut servieren.

Tipp: Wenn Sie Kartoffeln aus ökologischem Anbau verwenden, können Sie sie mit Schale zubereiten.

Auch die Kichererbsenbällchen von *Seite 78* können Sie mit diesem *masala* zubereiten.

Sattwa
Süßspeisenmasala à la Hobbythek

Zutaten: Ingwer, Sternanis, Kardamom, Fenchel, Zimt, Vanille, Kreuzkümmel, Nelken. Geeignet für Süß- und Milchspeisen, Desserts und Chutneys.

Apfeldessert

(Für 4 Personen)

6–8	Äpfel
½ EL	Ghee (siehe *Seite 42*)
2–3 EL	Rohrzucker
Saft von 1	Zitrone
1 TL	Süßspeisenmasala à la Hobbythek Sattwa

Die Äpfel schälen, vom Kerngehäuse befreien und in kleine Stücke schneiden. Das Ghee in einem Topf zusammen mit dem Zucker schmelzen. Die Apfelstückchen und den Zitronensaft zugeben und auf kleiner Flamme dünsten. Süßspeisenmasala zu den Apfelstückchen geben. Das Ganze ca. 15 Minuten köcheln lassen. Das Apfeldessert gut gekühlt servieren!

Lassi ist ein typisch indisches Joghurt-Getränk. Nichts löscht den Durst so gut und gesund wie Lassi. Der Joghurtanteil sollte immer ein Drittel der gesamten Flüssigkeit betragen ($^1/_3$ Joghurt + $^1/_3$ Saft + $^1/_3$ Wasser).

Ein Glas Lassi schmeckt besonders gut zu einer scharf gewürzten Mahlzeit oder als flüssiges Dessert. Lassi muss nicht unbedingt süß sein. Lässt man die Süße weg und gibt etwas Salz hinzu oder frisch gemahlenen schwarzen Pfeffer, ergibt das eine wohlschmeckende pikante Variante.

Orangen-Lassi

(Für 4 Personen)

300 ml	Orangensaft, frisch gepresst
300 ml	Wasser
300 ml	Joghurt, am besten selbst gemacht (siehe *Seite 41*)
1 TL	Süßspeisenmasala à la Hobbythek Sattwa
1 EL	Ahornsirup oder Vollrohrzucker

Alle Zutaten kurz vor dem Servieren mischen und schaumig schlagen.

Tipp: Der Orangensaft kann auch durch andere frische Obstsäfte ersetzt werden. Statt frischer Obstsäfte können auch die bewährten zuckerfreien Fruchtkonzentrate der Hobbythek, die **Frusip's**, verwendet werden. Dazu ersetzt man die Saftmenge durch Wasser, hier 300 ml, und fügt 4 – 5 TL Frusip´s Orange oder eine andere bevorzugte Geschmacksrichtung zu.

Die Würze des langen Lebens – gesunde Gewürze

*„Aber meine große Liebe gehört den Gewürzen.
Ich kenne ihre Herkunft und weiß, was ihre Farben und Gerüche bedeuten.
Ich kann jedes bei seinem wahren Namen nennen, den es am Anfang erhielt,
als die Erde wie Haut aufplatzte und die Gewürze dem Himmel darbot."*
(Chitra Banerjee Divakaruni in: „Die Hüterin der Gewürze")

Gut essen, richtig würzen und heilen bedeuten im Ayurveda ein- und dasselbe. Diese Aufassung hat ihren Ursprung im altindischen Schöpfungsmythos. Es ist überliefert, dass der Schöpfergott *prajapati* am Anfang aller Zeiten allein war und den Wunsch hatte, sich zu vermehren. Um das zu erreichen, erhitzte er sich innerlich und es entstand als erstes *agni*, der Feuergott. Weil *agni* aus seinem Mund geboren wurde, wurde *agni* zum Gott, der die Nahrung verschlingt. Doch es war keine Nahrung vorhanden. Da wandte sich das alles verzehrende *agni* gegen seinen eigenen Schöpfer. Doch *prajapati* rieb in seiner Not beide Handflächen gegeneinander und erzeugt so eine Opfergabe für *agni*. Es entstand Milch, das vollkommene Lebensmit-

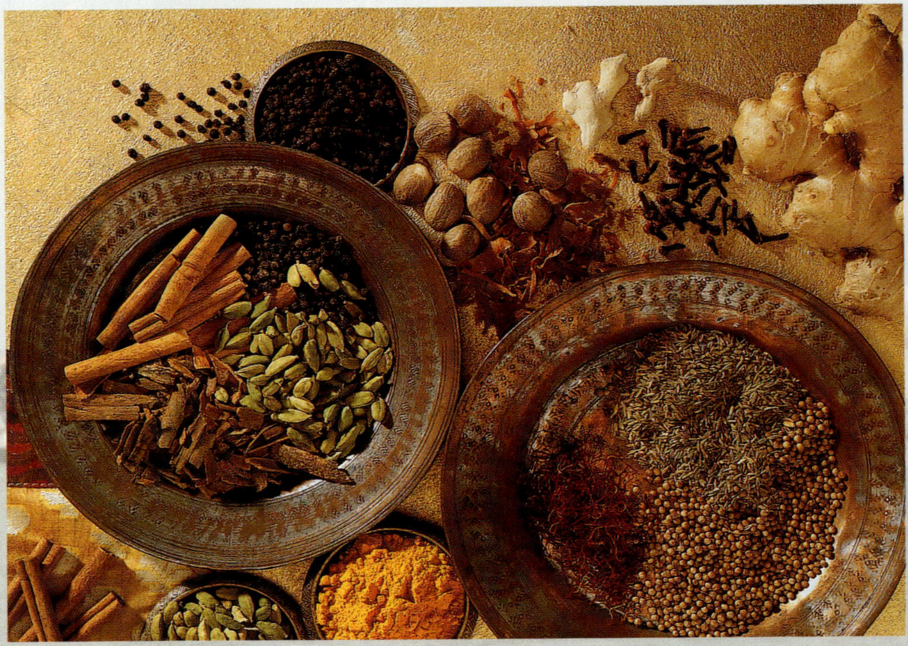

Abb. 42: Die zehn Königsgewürze Indiens.

tel, vermischt mit den Haaren, die ursprünglich auf den Innenflächen der göttlichen Hände wuchsen. Aus dieser Mischung von Milch und Haaren bildeten sich dem Mythos zufolge die Heilkräuter *osadhi*. *Osadhi* wurden damit die ersten und für immer idealen Substanzen zur Besänftigung von *agni*. Sie sind göttliche Nahrung. Die Heilkräuter stehen damit am Anfang der Schöpfungsgeschichte. Sie besitzen große Kräfte, die gesund machen und Heilung bringen.
Die traditionelle Gesundheitslehre Indiens präsentiert sich als eine hoch entwickelte und umfassende Pflanzenheilkunde. Nach Auffassung der indischen Ärzte wirkt jede Heilpflanze nicht nur auf den Körper, sondern auch auf die Seele des Menschen ein. Diese spirituellen Wirkungen werden immer mitbetrachtet.

Aus diesem Grund kommt der Ayurveda zu ganz eigenen komplexen Bewertungen über Heilkräuter und Gewürze. Betrachtet man zunächst die Aussagen, die sich auf körperliche, physiologische Wirkungen beziehen, so finden sich erstaunliche Übereinstimmungen mit anderen Phythotherapien der westlichen Medizin. Anscheinend überraschende Widersprüche haben ihre Ursache oft im ganz anderen Blick auf die Pflanze, vergleichbar vielleicht mit dem „Erkennen der Bildekräfte" der Pflanzen bei den Anthroposophen. So gilt z. B. der Knoblauch im Ayurveda wie bei uns als starkes Verjüngungsmittel, gleichzeitig wird aber auch vor Knoblauch gewarnt, da er „den Geist dumpf mache", wie mir ein ayurvedischer Arzt sagte. Für Menschen, die Yoga als geistige Übung praktizieren, wird er ganz abgelehnt. Daher wird Knoblauch zwar als Medikament eingesetzt, in der Küche aber praktisch nicht verwendet (siehe *Seite 42*).
Wenn man versucht, Ayurveda im Westen zu praktizieren, so muss man sich darüber im Klaren sein, dass viele traditionelle Arzneimittel hier nicht zur Verfügung stehen. Das betrifft vor allem die viel verwendeten frischen Pflanzenteile für Kräuterpasten und andere Rezepte. Dennoch gibt es auch bei uns wichtige ayurvedische Heilpflanzen in guter Qualität zu kaufen. Die meisten davon sind uns als Gewürze wohlvertraut, z. B. Muskat, Ingwer, Pfeffer, Safran und Zimt. Mit ihrer Hilfe ist es besonders leicht, ein wenig wohltuende ayurvedische Gesundheitsvorsorge in das tägliche Leben zu integrieren.
Wir stellen in diesem Buch nur solche Substanzen vor, die bei uns in guter Qualität im Handel sind, die unbedenklich sind und deren Wirkung durch schonende Verarbeitung (meistens Trocknung) auch erhalten blieb.

Schaut man sich die Liste der ayurvedischen Heilmittel an, so stellt man schnell fest, dass solche Substanzen bevorzugt werden, die *agni* unterstützen, d. h. die Verdauung fördern. Aus Sicht des Ayurveda ist eine gründliche, vollständige Verdauung die Voraussetzung für Gesundheit, denn nur so kann man der Bildung von *ama*, den Toxinen und nicht zur Ausscheidung gekommenen Abfallprodukten im Körper, vorbeugen. Auch die ayurvedische Regel, immer erst zu essen, wenn die vorhergehende Nahrung verdaut ist, erklärt sich aus diesem Konzept von *agni* und *ama*. Fast alle Lieblingsgewürze der ayurvedischen Küche schüren das Verdauungs-

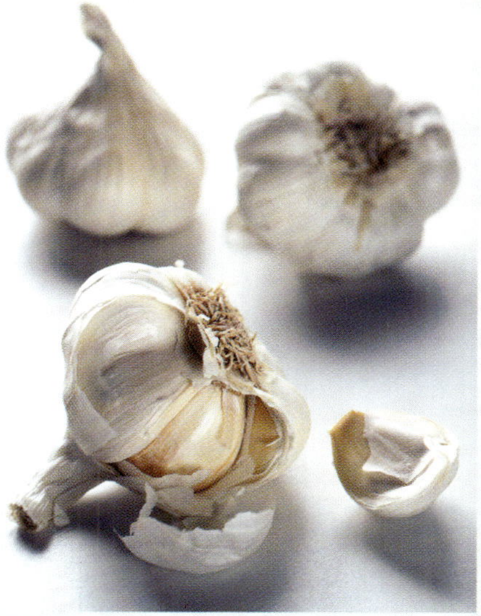

Abb. 43: Knoblauch wird zwar als Medikament eingesetzt, in der Küche aber praktisch nicht verwendet.

feuer, und viele davon gleichen dazu noch die *doshas* aus.
Die moderne westliche Ernährungswissenschaft preist die Gewürze aufgrund ihrer vielfältigen bioaktiven Substanzen. Das sind Farb- und Aromastoffe, die schon in winzigen Mengen hochwirksam sind und die Feinde der Pflanzen wie Insekten, Bakterien, Pilze und Viren in Schach halten. Das Gleiche tun sie auch im Körper des Menschen und stärken so das körpereigene Abwehrsystem. Bei dem intensiven Gelb des Safrans handelt es sich z. B. um ein Carotinoid, für das krebsvorbeugende und immunsystemstärkende Wirkungen nachgewiesen sind. Auch das ist wieder ein Beispiel für die späte und gründliche Bestätigung des alten Erfahrungswissens.
Um Ayurveda zu verstehen, muss man sich immer wieder vergegenwärtigen, dass

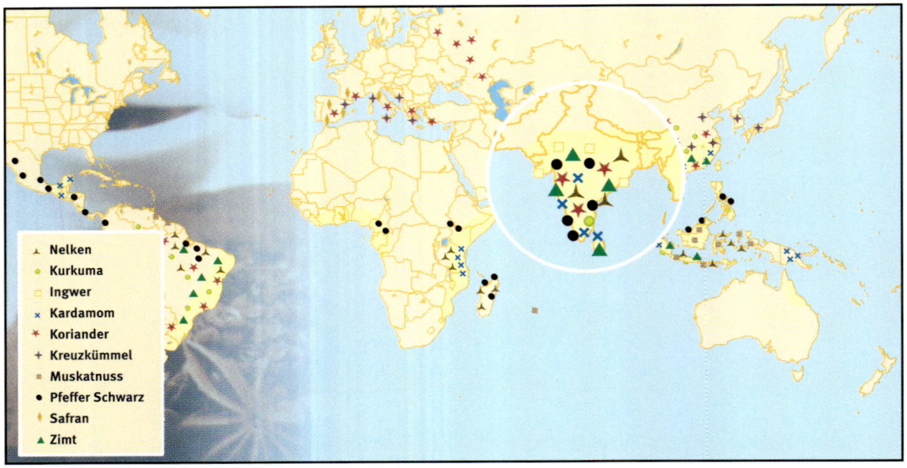

Abb. 44: Indien ist das Mekka des Gewürzanbaus.

dieses Gesundheitskonzept seine Ursprünge vor mehr als tausend Jahren in einem Land mit tropischen bis subtropischen Temperaturen hatte. Unter solch vormodernen Lebensbedingungen, wie sie teilweise auch heute noch in armen ländlichen Gebieten in Indien anzutreffen sind, ist der Kampf gegen Fäulnis und Verfall tägliche Routine. Äußerste Hygiene und ständige Reinigung sind überlebensnotwendig. Vor diesem Hintergrund bekommen die vielen Reinigungsrituale des Ayurveda eine ganz andere, sehr praktische Bedeutung. Und auch die Reinigung durch eine gute Verdauung erscheint in einem ganz anderen Licht.
Die vielen scharfen Gewürze, für welche die indische Küche berühmt und berüchtigt ist, desinfizieren natürlich auch, machen die Lebensmittel haltbarer und erleichtern die Verdauung.
Der Umgang mit Gewürzen macht viel Spaß, denn sie sind alles andere als nur Geschmacksverstärker. Durch sie verwandelt sich so manches einfache Essen in ein Lebenselixier, und, noch besser, viele von ihnen „feuern" im wahrsten Sinne des Wortes die Liebe an.

Die heilende Gewürzküche zu Hause

Sich mit Gewürzen zu beschäftigen, gleicht einer Entdeckungsreise der Sinne in unbekannte Landschaften. Es vergehen mehr als 100 Tage, wenn man jeden Tag nur ein neues Gewürz für sich erobern will, denn es gibt mehr als 100 Aromen aus aller Welt – und die indischen gehören zu den aufregendsten unter ihnen. Sie gelten in aller Welt als die Königsgewürze.
Die folgende Liste beschriebener Gewürze könnte ein Leitfaden sein, die eigene Gewürzküche zu erneuern. Die aufgeführten Gewürze haben alle eine große Bedeutung im ayurvedischen Heilsystem und sind gleichzeitig häufige Bestandteile unserer Rezepte.
Im Anschluss an die Gewürzbeschreibungen finden Sie immer einige Rezepte zum Ausprobieren oder als Anregung.

Die zehn indischen Königsgewürze

1. Gewürznelken
2. Gelbwurz (Kurkuma)
3. Ingwer
4. Kardamom
5. Koriander
6. Kreuzkümmel
7. Muskat und Muskatblüte
8. Schwarzer Pfeffer
9. Safran
10. Zimt

Gewürznelken – kleine „Nägelchen" für den Geschmack

Syzygium aromaticum (Gewürznelkenbaum), auch: *Eugenia caryophyllata*
Familie: *Myrtaceae* (Myrtengewächse)
Der deutsche Name „Nelke" soll sich vom mittelhochdeutschen „Negellin" (Nägelchen) ableiten. Tatsächlich erinnert die Nelke an einen kleinen Nagel und wird deshalb auch als „Duftendes Nägelchen" bezeichnet.
Sanskrit: *Lavanga*
Als Gewürz werden die getrockneten Blütenknospen, ganz oder pulverisiert, verwendet.

Bereits vor Christi Geburt war die Gewürznelke bei den Indern bekannt und begehrt. Die historische Malabarküste, das heutige Kerala, war der wichtigste Handelsplatz für die Nelken von den Molukken, die zuerst von arabischen Händlern nach Europa gebracht wurden. Schon während der römischen Kaiserzeit waren Nelken als Arzneimittel und Gewürzpflanze begehrt. Man schrieb ihnen desinfizierende Kräfte zu. Eine Halskette aus Nelken sollte im Mittelalter sogar vor der Pest schützen.

Später eroberten die Portugiesen die indonesischen Gewürzinseln, doch sie wurden von den Niederländern vertrieben. Diese versuchten mit drastischen Maßnahmen, ein weltweites Monopol für den Handel mit Nelken zu errichten. Dazu beschränkten sie den Anbau der Gewürzbäume auf die Insel Ambon. Die holländische Marine bewachte die Insel vor Nelkenschmugglern, doch gegen einen Dieb blieben die Niederländer machtlos: Vögel verbreiteten Nelkensamen auf andere Inseln und höhlten damit das Monopol aus. Noch heute ist die Gewürznelke der Geruch Indonesiens. Nicht zuletzt durch die beliebte Zigarette „kretek", die eine kräftige Dosis geriebener Gewürznelke enthält. Doch wer den Duft in Reinkultur genießen will, der muss auf die Molukkeninsel Ambon reisen und sich von den stolzen Einheimischen in die Nelkenplantagen führen lassen.

Syzygium aromaticum, der Gewürznelkenbaum, ist ein 10 – 20 m hoher, eleganter immergrüner Baum mit glänzenden, duftenden Blättern, der sich am wohlsten im tropischen Seeklima fühlt. Alle Teile der Pflanzen enthalten das ätherische Nelkenöl. In größter Konzentration ist es jedoch in den roten Blüten vorhanden, die sich zweimal im Jahr entwickeln.

Was wir im Handel als Nelken kaufen, sind Blütenknospen kurz vor der Reife. Sie müssen im richtigen Moment geerntet werden, kurz vor ihrer Rosafärbung, noch bevor sie sich öffnen, denn nur zu diesem Zeitpunkt bewahrt die Knospe ihre volle aromatische Essenz. Die duftenden „Nägelchen" werden in den Plantagen von Sansibar, Madagaskar,

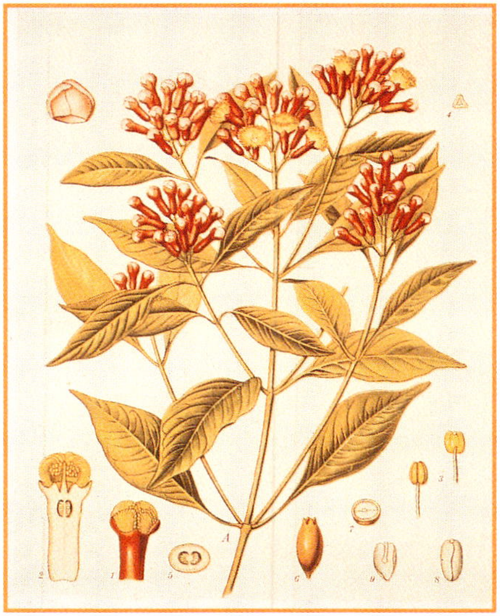

Abb. 45: Gewürznelken sind die getrockneten Blütenknospen der Gewürznelkenpflanze Syzygium aromaticum.

Ein paar konkrete Tipps für Ihre neue Gewürzküche

- Sortieren Sie die Gewürze aus, die älter als ein Jahr sind, denn sie haben nicht mehr die gewünschte Qualität.
- Gewürze bewahrt man am besten in braunen Gläsern auf, denn diese sind luft- und lichtunempfindlich. Braungläser gibt es in verschiedenen Größen und Formen mit Schraubverschluss in der Apotheke.
- Um eine ständige Kontrolle über das Alter der Gewürze zu behalten, beschriftet man die Gläser mit selbstklebenden Schildchen, die nicht nur den Namen des Gewürzes nennen, sondern auch das Datum des Kaufs.
- Besorgen Sie sich die Gewürze am besten in Geschäften, in denen viel Gewürze gekauft werden, so dass die Ware häufig erneuert wird. Asienläden sind besonders gut mit Gewürzen ausgestattet und bieten oft auch eine kompetente Beratung.
- Wenn möglich keine gemahlenen Gewürze kaufen. Im Zweifelsfalle immer das Gewürz „am Stück", d. h. als Frucht, Samen oder Schale bevorzugen.
- Mit einem Mörser oder einem elektrischen Zerkleinerer die Gewürze erst kurz vor Gebrauch pulverisieren. Der Unterschied im Geschmack und den Wirkstoffen ist die kleine Mühe wert.
- Auch Gewürzmischungen wenn möglich selbst herstellen (siehe *Seite 48 f.*).
- Es hat sich bewährt, unbekannte Gewürze einzeln auszuprobieren und nach Gefallen in bestimmten Lieblingsrezepten der eigenen Küche zu integrieren. Es nutzt wenig, den Schrank voller Gewürze zu haben, die man nicht richtig kennt und dann auch nicht benutzt, denn nach einem Jahr sind sie praktisch wertlos.

Wirkstoffe
Ätherische Öle: Eugenol, Aceteugenol, Caryophyllenoxid, Phenolcarbonsäuren, Flavonoide, Gerbstoffe u.a.

Gewürznelken im Ayurveda
Gewürznelken genießen im Ayurveda die höchste Wertschätzung aufgrund der seltenen Kombination von heilenden Eigenschaften. Gewürznelken wirken entspannend und fördern gleichzeitig einen wachen Verstand. Gerühmt wird auch ihre schmerzstillende und entzündungshemmende Wirkung. Zudem besitzt die Gewürznelke die im Ayurveda so begehrte Eigenschaft, *agni*, das Verdauungsfeuer, anzufachen. Sie wirkt stark erhitzend, verdauungsfördernd, appetitanregend und besitzt scharfe und wärmende Eigenschaften.
Aufgrund ihrer einseitig *rajaischen* Natur (siehe *Seite 39*) können Nelken reizend wirken.
Nelkenöl wird als Schmerzmittel und als Betäubungsmittel bei Zahnschmerzen verwendet. Nelkenöl soll darüber hinaus sogar noch antibiotisch wirken. Es wird auch gegen Pilzerkrankungen wie Fußpilz eingesetzt. Gekaut erfrischen Gewürznelken Mund und Atem.

Weiterhin werden Gewürznelken empfohlen bei:
- Erkältungen und Husten;
- innerer Unruhe;
- Erbrechen, Schluckauf;
- Verdauungsstörungen;
- niedrigem Blutdruck;
- Impotenz.

Gewürznelken gelten als mildes Aphrodisiakum.

Doshas: reduziert *vata*, erhöht *pitta*, reduziert *kapha*.

Anwendung in anderen Naturheilkunden
Gewürznelken sind in Europa seit dem Altertum ein bewährtes Hausmittel für viele Gelegenheiten. Man nutzte die starke schmerzlindernde und antiseptische Wirkung der Gewürznelken in einer Fülle von Rezepten:
- Nelkenöl direkt auf dem schmerzenden Zahn, einem Abszess oder Insektenstich reiben.
- Nelkentee bei Fieber, Erbrechen, Blähungen und bei Übelkeit trinken; er hebt außerdem die Stimmung.
- Nelkenaufguss zur Erfrischung der Atemwege inhalieren.
- Spickt man eine Orange mit Nelken, entsteht eine dekorative Kugel, die gut duftet und Insekten fernhält.

Tipps: Vor dem Zahnarztbesuch ein Wattestäbchen in reines Nelkenöl tauchen und den zu behandelnden Zahn und das umgebende Zahnfleisch vorsichtig damit einreiben. Allergiker gegen Schmerztabletten können einen mit Nelkenöl getränkten Wattepfropfen zur Überbrückung bis zum Zahnarztbesuch in das schmerzende Zahnloch einbringen, um den Zahnnerv vorübergehend zu betäuben. Zur wirksamen Abwehr von Stechmücken kann man auf einem flachen Teller oder Glasdeckel etwa 20 Tropfen reines Nelkenöl geben, so dass der Boden bedeckt ist. Den Teller in Bettnähe oder z. B. auch ins Campingzelt stellen. Besonders gut eignet sich das Nelkenöl auch als Insektenabwehr für das Baby- oder Kinderzimmer.
Vorsicht: Die Gewürznelke und ihr Öl bestehen bis zu 20 % aus ätherischen Ölen und stellen damit eine besonders wirksame Droge dar. Bei äußerer Anwendung von Nelkenöl sollte man daher vorsichtig sein, denn bei empfindlicher Haut kann es zu Reizungen kommen. Nicht in Augennähe bringen. Nicht geeignet für Kinder und Schwangere oder stillende Mütter.

Zum Abschluss möchten wir Ihnen eine wachshaltige Nelkensalbe vorstellen, die ähnlich wie Tigerbalm wirkt, und zwar gegen Pickel, leichte Entzündungen und rheumatische Beschwerden.

Nelkensalbe *Sandra*

20 g	gelbes Bienenwachs
20 g	Walrat
60 g	Erdnuss- oder Mandelöl
1 g	Nelkenöl

Zubereitung
Bienenwachs, Walrat und fettes Öl im Wasserbad schmelzen, cremig rühren und leicht abkühlen lassen, dann Nelkenöl unterrühren, gut vermischen und die Masse in einen Salbentopf einfüllen. Kühl lagern. Vor Gebrauch etwas Nelkensalbe in der Hand erwärmen, ähnlich wie beim Tigerbalm, damit die Salbe geschmeidig wird.

Indonesien und Indien von Hand gepflückt und dann in der Sonne getrocknet. Lässt man sie jedoch weiterwachsen, entwickeln sich dunkelrote Beeren, die so genannten Mutternelken, die ebenfalls im Handel sind. Nelken bewahrt man am besten in einem fest verschraubten, lichtgeschützten Glas auf. Die Frische der Nelken erkennt man an ihrem Ölgehalt. Wenn man mit dem Fingernagel auf den Stiel drückt, sollte er sich noch etwas ölig anfühlen. Oder man macht den Schwimmtest: Nelken bester Qualität mit hohem Ölgehalt sinken im Wasser. Bei akzeptablem Ölgehalt schwimmen sie mit den Köpfen nach oben, und bei schlechter Qualität liegen die Nelken waagerecht im Wasser.

Nelken verwendet man in der Küche als Gewürz, verfeinert damit Süßspeisen und eingelegtes Gemüse oder aromatisiert Tee. Außerdem sind sie ein wichtiger Bestandteil der Worcestersauce. Besonders gut schmecken sie in Kombination mit Kardamom, Zimt, Ingwer, Lorbeer und Orange.

Yogy-Tee
(Für ca. 20 Aufgüsse)

100 g	Chinesischer Zimt, geschnitten
30 g	Ingwerwurzel, geschnitten und getrocknet
20 g	grüne Kardamomfrüchte, aufgebrochen
10 g	Korianderfrüchte, ganz
10 g	Gewürznelken, ganz
5 g	Schwarzer Pfeffer, frisch geschrotet
2	Lorbeerblätter, getrocknet und zerkleinert

Gewürze mischen und in einem Glas aufbewahren. Vor Gebrauch immer kräftig schütteln. Wenn Sie die Zutaten nicht in einem Asienladen erhalten, versuchen Sie es in der Apotheke.
Geben Sie für eine Tasse 1 EL der Teemischung auf 250 ml kochendes Wasser. 15 Minuten zugedeckt ziehen lassen. Dieser Aufguss kann beliebig mit heißem Wasser verdünnt und auch mehrfach aufgegossen werden. Heißer Yogy-Tee schmeckt auch sehr gut in der Kombination mit Milch oder Sahne und etwas aufgestreutem Kakao. Viele mögen ihn auch als erfrischendes Kaltgetränk.

Dreifrucht-Chutney *Trikatu*
(Für ca. 500 g)

50 g	frischer Ingwer
1 EL	Ghee (siehe *Seite 42*)
3	Gewürznelken
1	Sternanis
½ TL	gemahlener Zimt
½ TL	Cayennepfeffer, gemahlen
1 Msp.	Bourbon-Vanille
2 EL	Vollrohrzucker
50 g	getrocknete Aprikosen
2 EL	Zitronensaft
150 g	frische Ananas
1	Banane

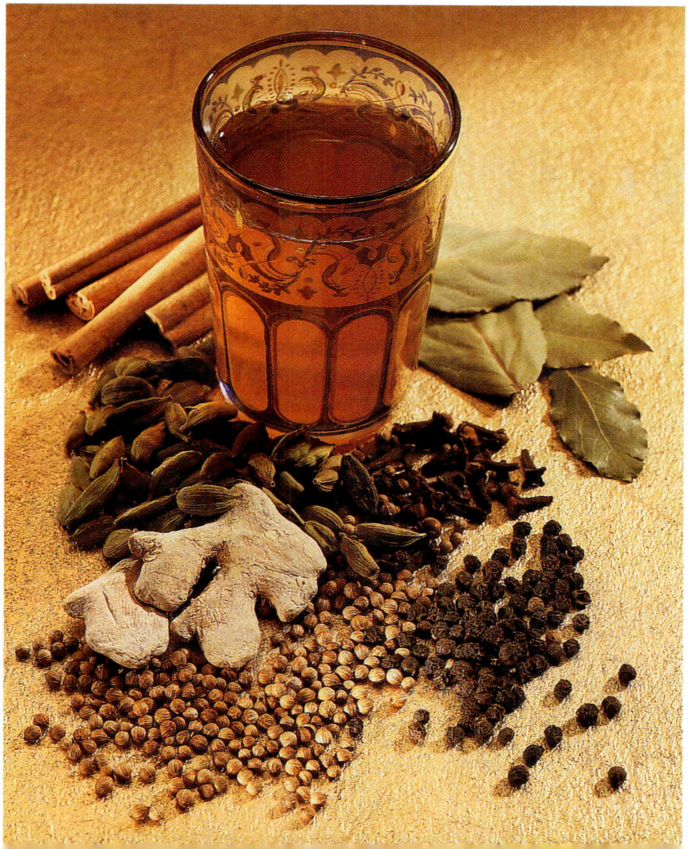

Abb. 46: Yogy-Tee.

Ingwer schälen und fein hacken. Ghee in einem kleinen Topf erwärmen und den Ingwer darin kurz schmoren. Die Nelken zusammen mit dem Sternanis in einer Gewürzmühle fein mahlen und zusammen mit den anderen Gewürzen zu dem Ingwer in den Topf geben.
Alles leicht rösten und den Zucker untermengen. Die getrockneten Aprikosen und den Zitronensaft dazugeben, alles gut mischen und den Topf verschließen. Bei geringer Hitze 15 Minuten kochen, ab und zu umrühren. Ananas und Banane klein würfeln und zu der gedünsteten Masse geben. Das Chutney nochmals ca. 5 Minuten bei kleiner Flamme unter ständigem Rühren kochen. Vor dem Servieren in eine Schale füllen und mindestens eine Stunde kalt stellen. Kalt als süß-scharfe Beilage servieren, z. B. zu Fleisch oder auch zu gedünstetem Fisch.
Tipp: Die für das Chutney angegebenen Gewürze können auch durch 1 TL Masala scharf à la Hobbythek Rajas ersetzt werden.

Gelbwurz – die Würze des Wohlstands

Curcuma domestica (Kurkuma, Curcuma, Gelbwurz(el), Gilbwurz), auch: *Curcuma longa*
Familie: *Zingiberaceae* (Ingwergewächse)
Sanskrit: *Tumerik, Haridra, Haldi*
Als Gewürz wird das Rhizom verwendet.

Gelbwurz – auch Kurkuma genannt – ist ein Ingwergewächs, und wie beim Ingwer wird auch hier das Rhizom

Wirkstoffe
Ätherische Öle: 3–12 %, u. a. Xanthorrhizol, Curcumen.
Sesquiterpenketone: Curlon, Zingiberen, Dicinnamoylmethanderivate.
Gelbe Farbstoffe: Curcumin, Desmethoxycurcumin, Bismethoxycurcumin.

Gelbwurz im Ayurveda
Gelbwurz wird im Ayurveda hochgeschätzt. Sie gilt als Symbol des Wohlstands und spendet die Energie der Göttlichen Mutter. Gelbwurz reinigt Körper und Geist, indem sie die Verdauung stimuliert und für eine gesunde Darmflora sorgt. Der Verstand wird wach, und die Konzentrationsfähigkeit steigt, deshalb gibt man Gelbwurz auch gerne Kindern, die in der Schule nicht aufpassen wollen. Gelbwurz ist ein wirksames natürliches Antibiotikum, regt die Leber an und den Gallenfluss. Sie wirkt stoffwechselfördernd, unterstützt die Eiweißverdauung und soll darüber hinaus bei Fieber, Infektionen, Ruhr und Arthritis helfen. Gelbwurz wird eine insgesamt erhitzende Wirkung nachgesagt. Sie ist deshalb ein Gewürz für die kalten Tage.
Gelbwurz fördert die Elastizität der Bänder und ist für alle, die Hatha Yoga betreiben, empfehlenswert. Äußerlich kann man Gelbwurz mit Honig verrührt bei Verstauchungen anwenden oder gegen Akne, Juckreiz und Verbrennungen auf die Haut auftragen.

***Doshas*:**
reduziert *vata*, erhöht *pitta*, reduziert *kapha*.

Anwendung in anderen Naturheilkunden
Im Abendland erreichte Kurkuma nie eine so große Bedeutung wie im asiatischen Raum.
Die Kräuterheilkunde empfiehlt Gelbwurz bei:
- entzündlichen Erkrankungen der Gallenwege und der Gallenblase;
- Völlegefühl;
- Entzündungen von Haut und Auge;
- Durchfall;
- Bronchitis;
- Wurmbefall;
- äußerlich bei Prellungen und entzündlichen Erkrankungen von Haut und Auge.

In der Naturheilkunde und anthroposophischen Medizin wird Gelbwurz gerne verwendet. Sie soll die Leber und Galle zu intensiver Tätigkeit anregen und der Steinbildung entgegenwirken. Sie soll auch Antipathien und Desinteresse am Leben überwinden helfen.

Vorsicht*:* Bei längerem Gebrauch sind Magenbeschwerden möglich. Nicht verwenden bei Hepatitis, Schwangerschaft und Verschluss der Gallenwege. Es heißt auch, Gelbwurz reduziere die Fruchtbarkeit.

genutzt. Ein Rhizom ist ein unterirdisch, dicht unter dem Boden wachsender Spross, der sich verdickt und Reservestoffe speichert. Kurkuma ist in Südasien heimisch und wird seit langer Zeit in Indien, China und Indonesien angebaut. Das Rhizom wird getrocknet und gemahlen und dient so seit Jahrtausenden als wichtige Zutat in Gewürzmischungen, den *masalas*, ist Heilpulver und Färbemittel. Die gelb-orangerote Farbe des Kurkuma begegnet uns in Indien überall: in den gelben Gewändern buddhistischer Mönche, den Rändern von Hochzeitssaris, und man malt den Neugeborenen damit leuchtende Punkte auf die Stirn, die Glück bringen sollen.
Gelbwurz kam erst relativ spät nach Europa, wahrscheinlich durch den Venezianer Marco Polo. In seinem Buch „Wunder der Welt" berichtet er als erster Europäer über die Pflanze als „eine dem Safran ähnliche Frucht." Dieser Vergleich sollte in Zukunft noch viele Missverständnisse auslösen. So findet sich in manchen Kochbüchern noch immer der Fehler, dass das Wort Safran mit Kurkuma übersetzt ist – mit unangenehmen Folgen: Beide Pflanzen färben zwar ähnlich, schmecken aber völlig unterschiedlich.

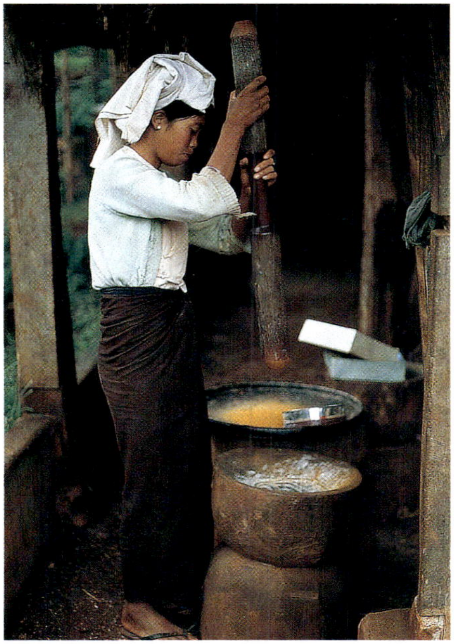

Abb. 47: Eine Burmesin zerstampft Gelbwurz.

Okraschoten in würziger Joghurtsauce
(Für 4 Personen)

500 g	Okraschoten
1	rote Chilischote
1 Stk.	(1–2 cm) frischer Ingwer
4 EL	Öl
250 g	Naturjoghurt, am besten selbst gemacht (siehe *Seite 41*)
1 EL	Speisestärke
½ TL	Kurkuma, gemahlen
1 EL	mittelscharfer Senf
1 TL	Salz

Okraschoten sind ein beliebtes Gemüse im Mittelmeerraum, besonders in der Türkei. Man isst die unreifen Früchte der Rosenpappel. Okras oder auch Gombos bekommt man in gutsortierten Gemüsegeschäften, besonders in türkischen Läden.
Okraschoten waschen, trockentupfen, Stielansatz entfernen und in 2 – 3 cm große Stücke schneiden. Chilischote waschen, entkernen und klein hacken. Ingwer schälen und fein reiben.

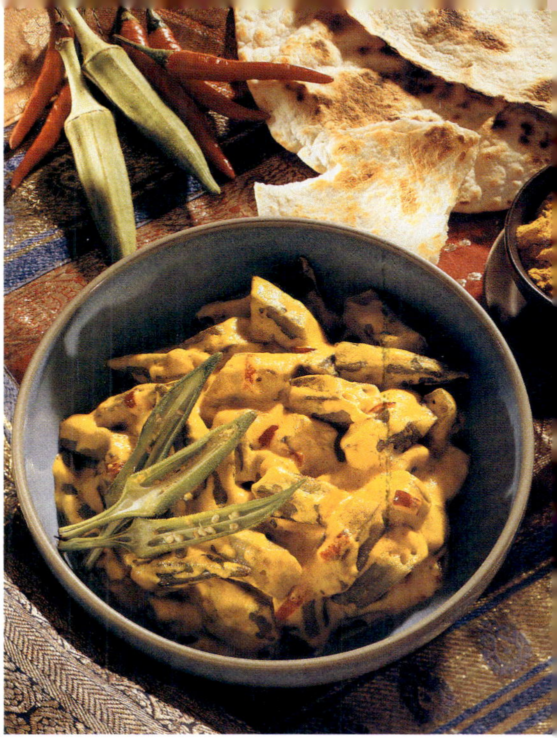

Abb. 48: Okraschoten in würziger Joghurtsauce.

Öl in einer Pfanne erhitzen, Chiliwürfel und Ingwer hineingeben und kurz bräunen. Okrastücke dazugeben und ca. 5 Minuten unter Rühren garen. Joghurt mit Speisestärke, Kurkuma, Senf und Salz verrühren und mit den Okrastücken vermischen. Bei geschlossenem Deckel ca. 10 Minuten leicht köcheln lassen.
Mit Basmati-Reis (siehe *Seite 44*) oder Brot, z. B. Fladenbrot, Chapati (siehe *Seite 43*), servieren.

Bohnenpfanne *Kraft des Löwen*

(Für 4 Personen)

250 g	rote Kidneybohnen
2 EL	Ghee (siehe *Seite 42*)
½ TL	Koriander, gemahlen
½ TL	Kurkuma, gemahlen
1 TL	Paprikapulver oder Cayenne-pfeffer, gemahlen
½ TL	Salz
evtl. 1 Msp.	Asa foetida (Teufelsdreck)
	frisch gemahlener schwarzer Pfeffer nach Geschmack
je 1	rote, gelbe und grüne Paprika-schote, entkernt, gewürfelt
1 Tasse	Maiskörner
6	mittelgroße Tomaten, gewürfelt
1	Pfeffer- oder Chilischote, entkernt und fein geschnitten
	Salz
1 EL	frische, gehackte Kräuter, z. B. Petersilie, Schnittlauch, Basilikum

Trockenbohnen müssen über Nacht eingeweicht und am nächsten Tag etwa 60 Minuten vorgegart werden. Ghee in einer großen Pfanne erhitzen, die Gewürze, die abgetropften Bohnen, Paprikawürfel, Mais, Tomatenwürfel und Pfefferschote dazugeben. Alles salzen und 15–20 Minuten in der Pfanne garen. Zum Schluss die frischen Kräuter darüber streuen und mit Fladenbrot, Chapatis (siehe *Seite 43*) oder Tortillas servieren.

Tipp: Wenn Sie dieses Bohnengericht mit ½ l Gemüsebrühe oder Tomatensaft verlängern und etwas nachwürzen, erhalten Sie eine wohlschmeckende Bohnensuppe.

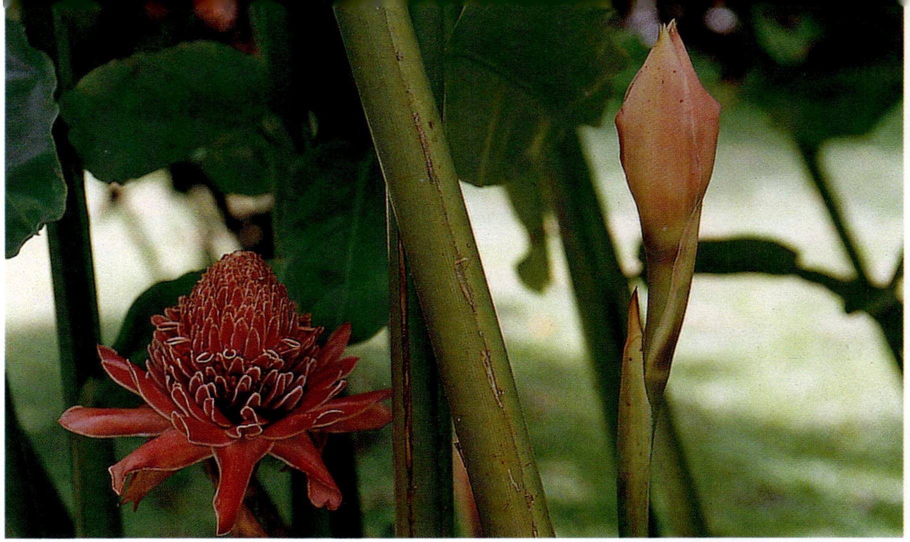

Abb. 49: Die Ingwerpflanze, eine schilfähnliche Staude, treibt Ähren mit weißen, purpur gezeichneten oder purpurnen Blüten.

Ingwer – die Knolle des Vergnügens

Zingiber officinale (Gewöhnlicher Ingwer)
Familie: *Zingiberaceae* (Ingwergewächse)
Sanskrit: *shingavara* (Geweih), *adrak*
Zum Kochen werden das Rhizom und die Blätter der Ingwerpflanze verwendet.

Die Ingwerpflanze ist eine attraktive schilfähnliche Staude mit länglichen Blättern und weißen, purpur gezeichneten oder purpurnen Blüten. Für die Küche wird vor allem das Rhizom der Pflanze, der unterirdische Spross mit Speicherorganfunktion, verwendet. Im Inneren des Ingwerrhizoms finden sich die bioaktiven Stoffe als Öltropfen in besonderen Zellen eingeschlossen dicht unter der dünnen Schale. Sie machen Ingwer zu der unvergleichlichen Gewürz- und Heilpflanze mit ihren wirksamen Aroma- und Scharfstoffen.
1879 wurde Ingwer zum ersten Mal extrahiert. Übrig blieb eine dicke, scharfe, braune Paste. Man nannte sie „Oleoresin“. Daraus wurde eine weitere Substanz des Ingwers gewonnen, das scharfe Gingerol. Heute weiß man, dass auch das Gingerol aus einer ganzen Gruppe ähnlicher Substanzen besteht, denn 40 Jahre später fand ein japanischer Wissenschaftler die Substanz Zingeron und später einen weiteren scharfen Stoff, den er in Anlehnung an das japanische Wort für Ingwer, „Shoga“, als Shogaol bezeichnete.

Die Liste der bisher entdeckten bioaktiven Wirkstoffe im Ingwer ist lang. Und ständig kommen neue dazu. Das zeigt wieder einmal, dass pflanzliche Heilmittel letztlich ein nahezu unerforschliches Stoff-

Wirkstoffe
Ätherische Öle: Zingiberol, Zingiberen.
Scharfstoffe: Shogaol, Gingerol.

Ingwer und Ayurveda

Ingwer stammt wahrscheinlich aus Indien, das noch heute der größte Produzent ist, oder China und wird im Osten seit mindestens 3000 Jahren hoch geschätzt. Für die ayurvedische Lehre ist er das beste und am meisten *sattwische* (siehe *Seite 39*) Gewürz. Ingwer wird als Verdauungshilfe und zur körperlichen und spirituellen Reinigung verwendet. Er verhindert in besonders wirkungsvoller Weise das Ansammeln von schädlichem *ama* im Körper. Ingwer wird in den alten Texten sogar als *vishwabhesaj*, als universelle Arznei bezeichnet, vor allem, weil Ingwer *agni* stärkt, ohne *pitta* zu erhöhen – eine seltene Kombination. Um *vishwabhesaj* herzustellen, vermischt man Ingwerpulver und frischen Ingwer im Verhältnis 1:4 im Mörser, bis eine dicke Paste entsteht. Daraus werden erbsengroße Pillen gedreht, die morgens, mittags und abends eingenommen werden.
Ingwerwasser, das ist Wasser mit einigen Scheiben frischem Ingwer aufgekocht, ist ein ideales Getränk den ganzen Tag über. In Kombination mit Honig stärkt Ingwer *kapha*, mit Kandiszucker schwächt er zu starkes *pitta* und zusammen mit Steinsalz verbessert Ingwer *vata*. Doch sollte man Ingwerpulver, wie alle pulverisierten Gewürze, nicht zu lange lagern.
Ingwer entspannt bei Stress und hilft bei Abgeschlagenheit und chronischer Müdigkeit. Diese Eigenschaften machen Ingwer zu einem idealen Begleiter für den modernen Menschen. In Indien isst man an Tagen vor und zu religiösen Festen besonders viel Ingwer und meidet Knoblauch, um den Göttern rein und duftend begegnen zu können. Ingwer hat *pitta*-Eigenschaften, d. h. er wärmt und trocknet. Ingwerpulver wirkt deutlich stärker als frischer Ingwer und eignet sich besser, um *kapha* zu reduzieren und *agni* zu vermehren. Frischer Ingwer dagegen hilft besser bei Erkältungen, Husten und Erbrechen. Allgemein stimuliert Ingwer alle Organe und Gewebe und wirkt muskelentspannend.

Ingwer wird empfohlen bei:

- Menstruationsbeschwerden;
- Erkältungen, Grippe und Husten;
- Erbrechen;
- Verdauungsstörungen;
- Herzschwäche;
- Kopfschmerzen, Gedächtnisschwund;
- Impotenz.

Auch Ingwer ist ein Aphrodisiakum.

***Doshas*:** reduziert *vata*, gleicht *pitta* aus, reduziert *kapha*.

Anwendung in anderen Naturheilkunden

Moderne Wissenschaftler haben vor kurzem bestätigt, dass Ingwer gleich gegen eine ganze Reihe von Beschwerden hilft: Er wirkt ganz allgemein vitalisierend und ist damit eine Knolle gegen Altersbeschwerden. Ingwer soll, ähnlich wie Aspirin, die Blutgerinnung hemmen und kann damit einem Herzinfarkt vorbeugen. Der Genuss der scharfen Knolle regt die Durchblutung an und erwärmt von innen wie ein heißes Bad oder ein Saunabesuch. Durch seine anregende Wirkung lösen sich Verspannungen und Verkrampfungen. Gerade im Magen- und Darmtrakt wirkt Ingwer unterstützend und stimulierend. Die Scharfstoffe regen die Gallensaftproduktion an und beschleunigen damit die Fettverdauung. Die Protease, ein Enzym im Ingwer, zerlegt Eiweiß, was bei deftigen Fleischmahlzeiten sehr hilfreich sein kann. Etwas Ingwer im Essen räumt den Magen auf und beugt Magen- und Darmbeschwerden vor.
Außerdem wirken die Inhaltsstoffe von Ingwer leicht antibakteriell; das lindert Erkältungen. Wer sich bei einer morgendlichen Übelkeit einen Ingwertee aufgießt, kann auf diese Weise meistens einen Arztbesuch vermeiden. Wenn die Beschwerden jedoch nicht zurückgehen oder gar stärker werden, muss man auf jeden Fall einen Arzt aufsuchen.

Ingwer hilft gegen:

- morgendliche Übelkeit;
- Erbrechen und Reisekrankheit;
- Verdauungsbeschwerden, Blähungen und Verstopfungen;
- Erkältung und Fieber;
- schlechte Durchblutung;
- Kopfschmerzen.

In China hat Ingwer darüber hinaus noch einen soliden Ruf als erfolgreiches Potenzmittel. Als Liebesgewürz wird seine Vielseitigkeit gerühmt, besonders wenn man Ingwer mit Fisch kombiniert.

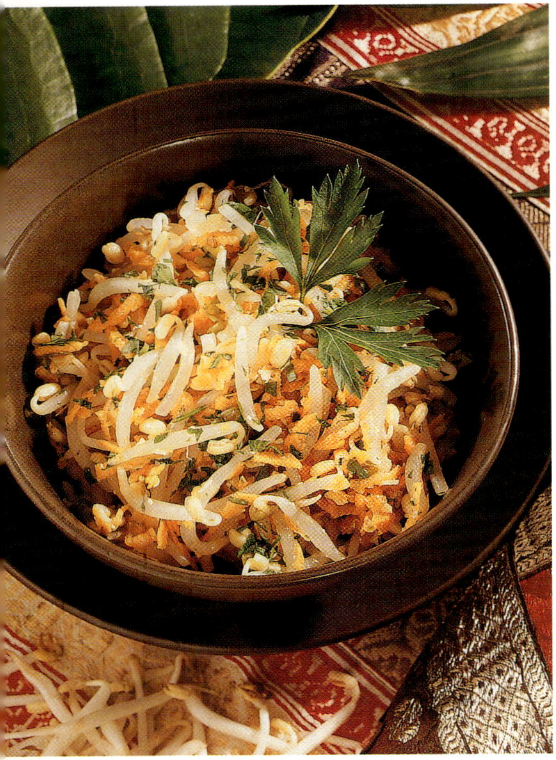

Abb. 50: Sprossensalat mit Mungbohnen.

ensemble darstellen, in dem die sekundären Pflanzenstoffe die entscheidende Rolle spielen. Das Verhältnis der einzelnen Bestandteile zueinander bestimmt die Gesamtwirkung. Auch hier gilt: Das Ganze ist mehr als die Summe seiner Teile.

Ingwer ist eines der vielseitigsten aller Gewürze. Es gibt ihn frisch, eingelegt, getrocknet, kandiert, mit Schokolade umhüllt, in pulverisierter Form und als ätherisches Öl. Aufgrund des kolonialen Erbes ist Ingwer noch heute besonders in England äußerst beliebt. Die Engländer setzen Ingwer Marmeladen, Kuchen, Apfelsaft, Bier und nicht zuletzt dem berühmten Ginger Ale zu.
Tipp: Frischer Ingwer hält sich wochenlang, wenn man ihn etwas angefeuchtet in einer Plastiktüte im Kühlschrank aufbewahrt.

Karottencremesuppe *Ewige Jugend*

500 g	Karotten
1 EL	Ghee (siehe *Seite 42*)
½ l	Wasser
1 Stk.	(ca. 30–40 g) Ingwer
½ TL	Bockshornkleesamen, gemahlen
	Salz und Pfeffer nach Geschmack
2 EL	Crème fraîche
2 EL	Sesamkörner
2 EL	gehackte Petersilie oder Thymian

Karotten putzen, waschen, schälen und klein schneiden. Ghee erhitzen und die klein geschnittenen Karotten darin andünsten. Wasser dazugießen und ca. 15 Minuten kochen, mit einem Stabmixer pürieren. Geschälten Ingwer fein reiben und zusammen mit dem Bockshornkleesamen in die Karottensuppe geben. Mit Salz, Pfeffer und Crème fraîche abschmecken.
Sesamkörner in einer Pfanne ohne Fett rösten und zusammen mit den gehackten Kräutern über die angerichtete Suppe geben.

Sprossensalat *Weißer Frühling*

(Für 4 Personen)

50 g	Mungbohnen oder Mungbohnenkeimlinge
1–2	Karotten
½ Tasse	gehackte Nüsse, z. B. Walnüsse

Die Mungbohnen gründlich waschen, 12 Stunden in reichlich Wasser einweichen, die Saat in ein Keimgerät geben und täglich mehrmals wässern. Nach 4 – 5 Tagen können die Sprossen geerntet werden.
Sie können natürlich auch Mungbohnenkeimlinge kaufen.
Sprossen in heißem Wasser 3 Minuten blanchieren, abtropfen und abkühlen lassen.
Karotten schälen und raspeln und zusammen mit den fein gehackten Nüssen unter die Sprossen mischen.

Für das Dressing:

1 TL	frischer Ingwer, fein gehackt
4 EL	Oliven- oder Walnussöl
2 TL	Zitronensaft
	Salz und Pfeffer nach Geschmack
1 EL	gehackte Petersilie

Aus den angegebenen Zutaten ein Dressing herstellen und über den Salat gießen. Den Salat mit gehackter Petersilie bestreuen und sofort servieren.
Der erfrischende, süße Geschmack der Mungbohnensprossen passt hervorragend zu vielen Salaten. Beim Blanchieren werden schädliche Inhaltsstoffe zerstört.

Bananen-Kokos-Lassi *Tausend Münder*
(Für 4 Personen)

1	reife Banane
1 Stk.	(ca. 30 g) frischer Ingwer
600 ml	Wasser
4 EL	Kokosmilchpulver
300 ml	Joghurt, am besten selbst gemacht (siehe *Seite 41*)
½ TL	Bourbon-Vanille oder
½	Vanilleschote
	Ahornsirup nach Geschmack

Banane und geschälten Ingwer zusammen mit dem Wasser mixen, Kokosmilchpulver, Joghurt, Vanille und evtl. Ahornsirup zugeben und alles zusammen nochmals mixen. Lassi in Gläser füllen und sofort servieren. Bei Verwendung einer Vanilleschote, diese in kleine Stücke schneiden und mit dem Wasser gut mixen, danach die Banane und Ingwer zufügen.
Tipp: Statt Vanille können Sie auch einen ½ TL Kardamom in den Joghurt rühren. Dann sollten Sie auch die Banane durch eine Mango ersetzen.

Kardamom – das kostbare Korn

Elettaria cardamomum (Kardamom)
Familie: *Zingiberaceae* (Ingwergewächse)
Sanskrit: *Ela*
Als Gewürz dienen die Samen in der Kapsel der Kardamomfrucht.

Kardamom ist das einzige Gewürz, das gleich in der Verpackung geliefert wird – so, als wollte die Natur die wertvollen Körner besonders gut schützen. Noch heute gilt Kardamom neben Safran und Vanille als das teuerste und feinste Gewürz der Welt. Die Kardamompflanze ist eine schilfartige Staude, die in den feuchten Bergwäldern Keralas, dem „Kardamom-Gebirge", angebaut wird. Noch heute kommen von der Malabarküste auch die besten Qualitäten. Die Hauptanbaugebiete liegen in Südwestindien, auf Sri Lanka und in Guatemala. Kardamom bildet Blütentriebe mit dreifächrigen Fruchtknoten aus. Daraus entwickelt sich eine grüne dreikantige Kapsel, in der sich vier bis acht Samen befinden. Die Samen sind von einem klebrigen Mantel umhüllt, der die aromatischen Stoffe enthält.
Die Kardamompflanze blüht und fruchtet von August bis April. In dieser Zeit muss die Pflanze ständig beobachtet werden, um die Samenkapseln zum richtigen Zeitpunkt zu ernten, nämlich kurz vor der Reife. Denn sind die Früchte erst reif, springen die Kapseln auf und der wertvolle aromaspendende Samen ist verloren. Jede Frucht wird einzeln vorsichtig mit einer Schere abgeschnitten. Das macht die Ernte aufwendig und teuer. Anschließend wird die ganze Frucht getrocknet und – auch aus Kostengründen – meist im Ganzen gemahlen. Diese Technik muss als „in der Schale gemahlen" auf der Packung vermerkt sein. Am besten kauft man deshalb die ganzen Früchte. Man erkennt gute Qualitäten an der fest geschlossenen grün-bernsteinfarbenen Kapsel. Es gibt auch schwarzen Kardamom, auf Deutsch auch Nepal-Karda-

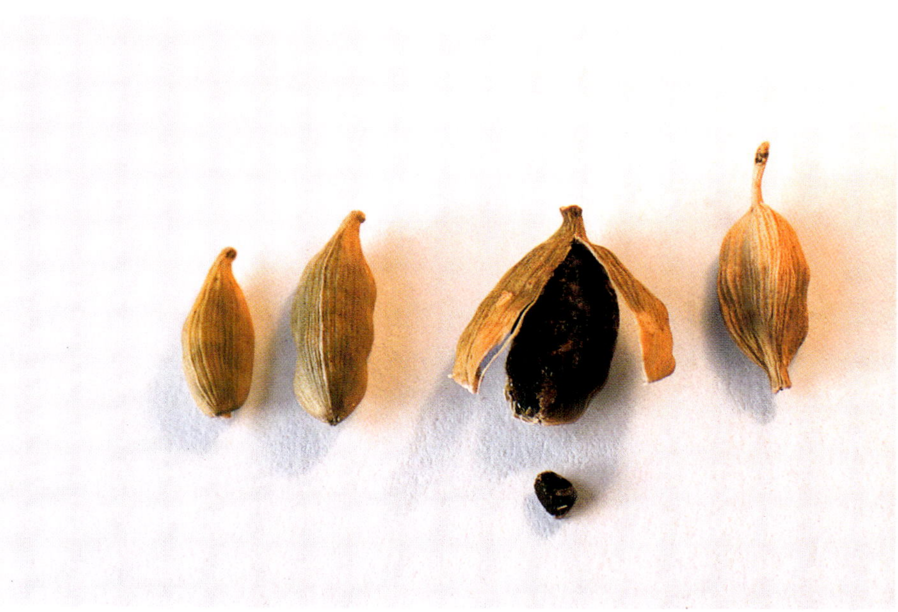

Abb. 51: Vier Kardamomkapseln – eine geöffnete Kapsel zeigt die aromatragenden Samen.

Wirkstoffe
Ätherische Öle: Monoterpene: Cineol, Terpinylacetat, Terpineol, Limonen, Sabinen, Borneol u.a.

Kardamom und Ayurveda
Kardamom genießt eine hohe Anerkennung im Ayurveda, weil es gleichzeitig verdauungsfördernd und sehr verträglich ist. Es entfacht *agni*, das Verdauungsfeuer, und vertreibt *kapha* aus Magen und Lunge. Kardamom ist eine stimulierende Pflanze, die ausgleichend und nervenberuhigend auf das Gehirn, die Atemwege und das Verdauungssystem wirkt. Es beruhigt einen sauren Magen und bereinigt Mundgeruch. Kardamom hilft bei Beschwerden der Atemorgane, Asthma, Bronchitis, Husten und Erkältung. Die süße wärmende Energie der Samen stärkt den „Fluss von *prana*", die Lebenskraft, und verleiht damit Klarheit und Lebensfreude. Kardamom gehört zu den Gewürzen mit *sattivischem* (siehe *Seite 39*) Charakter und wirkt aphrodisierend.
In Kaffee soll Kardamom das Koffein verträglicher machen, und es neutralisiert die schleimbildenden Eigenschaften von Milch. Etwas Kardamom macht Schwerverdauliches bekömmlich.

***Doshas*:** reduziert *vata*, erhöht *pitta*, reduziert *kapha.*

Anwendung in anderen Naturheilkunden
Schon im Kochbuch des Römers Apicius wird eine mit Kardamom gewürzte Verdauungssauce beschrieben.

Kardamom wirkt:
- verdauungsfördernd, schleimlösend;
- gegen Blähungen und Appetitlosigkeit;
- gegen bakterielle und Pilzinfektionen.

Kardamom wird traditionell eingesetzt:
- bei Appetitlosigkeit;
- zur Steigerung der Magensaft- und Gallensekretion.

Kardamom ist für die traditionelle chinesische Kräutermedizin eine wertvolle Pflanze, die in jeder Altersstufe eine wärmende Wirkung im Körper entfaltet. Kardamom wärmt auch die Nieren und wird daher bei Inkontinenz, häufigem Wasserlassen und Bettnässen empfohlen. Es wärmt ebenfalls die Milz und stoppt daher Durchfall und andere Verdauungsbeschwerden.

Tipp: Das ätherische Öl des Kardamom hat ein süßes, würziges Aroma und wirkt – ähnlich wie der verwandte Ingwer – wärmend. Bei Magenkrämpfen hilft eine Ölmassage mit einer Mischung der folgenden Öle:

2 EL	Pflanzenöl: aufbereitetes Sesamöl oder Olivenöl (siehe *Seite 31*)
2 Tr.	Kardamomöl
2 Tr.	Basilikumöl
2 Tr.	Majoranöl

Mit dieser Mischung den Bauch im Uhrzeigersinn einreiben.

Tee gegen Blähungen *Vayu*
(Für ca. 250 ml)

2 TL	Kräutertee nach Wahl, z. B. Pfefferminz oder Verbene
1 TL	gemahlenen Kardamomsamen

Die Zutaten gemeinsam mit 500 ml (2 Tassen) Wasser überbrühen und 5 Minuten ziehen lassen.
Evtl. mit Honig würzen und vor den Mahlzeiten trinken.

Basundi –
Dessert und Verdauungshilfe
(Für 4 Personen)

	Milchpudding aus
1/2 l	Milch und
40 g	Reisstärke
2 TL	Kardamom, gemahlen
2 EL	Mandeln, gemahlen
1 Pr.	Safranpulver
	Honig zum Abschmecken

Pudding wie gewohnt zubereiten. Die Gewürze unterrühren und 1 – 2 Minuten mitköcheln. Abkühlen lassen und wie gewohnt servieren.

Tipp: Kaffee wird verträglicher, wenn man jeder Tasse Kaffee eine Prise Kardamom zugibt oder den Kaffee gleich mit etwas Kardamompulver aufgießt.

Vorsicht bei hohem *pitta*!

mom genannt. Auch er ist ein Ingwergewächs wie der grüne Kardamom und nahe mit ihm verwandt, seine botanische Bezeichnung lautet *Amomum subulatum*. Der schwarze Kardamom wird häufig als minderwertiger Ersatz für den grünen Kardamom missverstanden. Tatsächlich verfügt der schwarze Kardamom über einen ganz eigenen Geschmack. Er gibt den Speisen ein frisches, würziges und eindeutig rauchiges Aroma. Die indische Küche unterscheidet beide Kardamomarten und setzt sie ganz anders ein. Während der Schwarze eher in deftigen Gerichten geschätzt wird, dient der Grüne mehr der Verfeinerung. Der schwarze Kardamom findet sich bei uns bisher nur in gut sortierten Asienläden. Bei Gelegenheit lohnt eine Geschmacksprobe auf jeden Fall!

Manchmal sind braune oder auch graue Kardamomkapseln im Handel, dabei handelt es sich um Fälschungen oder um schlechte Qualitäten. Lösen Sie den Samen kurz vor Gebrauch mit dem Daumennagel oder mit einem Kartoffelmesser aus den Kapseln und stoßen Sie ihn im Mörser zu Pulver. Röstet man die Samen vor dem Mahlen kurz in der Pfanne, geben sie ihr Aroma noch besser frei. Einfacher ist der Umgang mit Kardamomkapseln, wenn man die ganzen Früchte vor der Verwendung aufbricht und einfach mitkocht. Vor dem Servieren werden die Kapselhüllen entfernt. Kardamom ist ein teures Gewürz, doch es ist seinen Preis wert. Sie bringen mit Kardamom ein besonders feines Aroma an salzige und süße Speisen.
In Indien, seinem Herkunftsland, gilt Kardamom als „Königin der Gewürze". Gemahlen gehört er in alle indischen Gewürzmischungen, die *masalas*. So findet er sich neben Koriander, Kreuzkümmel, Piment, Muskat, Pfeffer, Nelken, Fenchelfrüchten und Lorbeerblättern an erster Stelle in der beliebtesten Gewürzmischung Indiens *Garam Masala*.
Die arabischen Händler fanden besonderen Gefallen am Kardamom und vermittelten dieses Samengewürz nach Europa. Noch heute würzen die Araber ihren Kaffee mit Kardamom. Die Beduinen stecken eine geöffnete Kardamomkapsel in die Tülle der Kaffeekanne, bevor sie den Kaffee ausschenken. So verbinden sich die beiden Aromen auf wunderbare Weise.
In der europäischen Küche hat sich das indische Gewürz nie besonders gut durchgesetzt. Bei uns ist Kardamom ein wichtiger Bestandteil im Lebkuchengewürz und spielt lediglich in der Weihnachtsbäckerei eine große Rolle. Nur die Skandinavier verwenden es das ganze Jahr über in ihren Likören, Biskuits und süßen Brötchen. Doch neuerdings haben auch Starköche den Kardamom wiederentdeckt und würzen Kaffee- und Schokoladendesserts mit dem edlen Gewürz – zusammen mit Vanilleeis ein Traum von Exotik.

Kardamom wird in der Küche zum Kochen von Reis, als Zusatz im Tee und Kaffee, in Milch, zu Süßspeisen und Reisgerichten verwendet. Besonders gut lässt es sich mit Anis, Kümmel, Ingwer, Koriander und Orange kombinieren.

Blumenkohl mit Erbsen und Tomaten auf indische Art *Ojas*

(Für 4 Personen)

1	(800–1000 g) Blumenkohl, in einzelne Röschen zerteilt
2	große Tomaten, geachtelt
1 TL	frischer Ingwer, gerieben
1 EL	Ghee (siehe *Seite 42*)
½ TL	Kurkuma, gemahlen
½ TL	Salz
1 EL	Koriander, gemahlen
2	Kardamomkapseln, geöffnet
200 g	Naturjoghurt, am besten selbst gemacht (siehe *Seite 41*)
250 g	frische oder Tiefkühlerbsen

Blumenkohlröschen und Tomaten in Wasser garen, dann das Wasser abgießen. Ingwer in Ghee goldgelb andünsten, Gewürze und Joghurt unterrühren und 3 – 4 Minuten kochen. Tomatenstücke hinzugeben und nochmals kurz weiterkochen. Zum Schluss Blumenkohl und Erbsen dazugeben und bei geringer Wärmezufuhr 3 – 4 Minuten köcheln lassen. Kardamomhüllen entfernen und sofort mit Reis servieren.

Mango-Eis *Süße Verheißung*

(Für 4 Personen)

1	reife Mango
Saft von 1	Orange oder Zitrone
½ TL	Kardamom, gemahlen
½ – 1 EL	Zucker
200 ml	Schlagsahne oder 150 ml Joghurt, am besten selbst gemacht (siehe *Seite 41*)

Die Mango schälen, das Fruchtfleisch vom Stein ablösen und in kleine Stücke schneiden. Zusammen mit dem Orangensaft, dem Kardamom und dem Zucker in einem Mixer fein pürieren. Die Sahne schlagen, vorsichtig unter die Mangofruchtmasse heben, in eine gefriergeeignete Schale füllen und maximal 1–2 Stunden im Tiefkühlschrank oder im Gefrierfach des Kühlschranks gefrieren lassen, ab und zu umrühren. Eis nicht länger als 2 Stunden einfrieren, sonst ist es nicht mehr cremig. Aus dem Mangoeis Kugeln abstechen und mit Minzeblättchen garniert servieren.

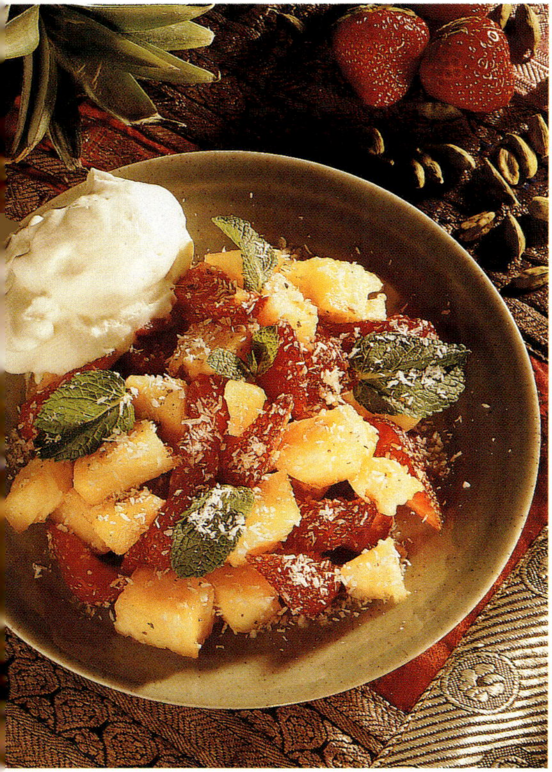

Tipp: Wer ein weniger kalorienreiches Eis bevorzugt, kann statt der Sahne einen Becher Joghurt mit den übrigen Zutaten mixen. Dieses Eis ist aber nicht so cremig wie Sahneeis.

Ananas-Dessert *Früchte des Glücks*

(Für 4 Personen)

1	kleine reife Ananas
250 g	frische Erdbeeren
2 EL	gemahlene Mandeln
1 TL	frischer Ingwer, fein gehackt
½ TL	gemahlener Kardamom
2 EL	Orangensaft
evtl.	Ahornsirup oder Vollrohrzucker
	Schlagsahne und Minzeblättchen zum Garnieren

Ananas und Erdbeeren in kleine Würfel schneiden und mit den gemahlenen Mandeln und dem fein gehackten Ingwer mischen. Kardamom und Orangensaft zugeben und evtl. mit Ahornsirup oder Zucker – je nach Geschmack – süßen. Mit Schlagsahne und frischen Minzeblättchen garniert servieren.

Tipp: Durch die Zugabe von frischen Kokosnussraspeln bekommt das Dessert ein exotisches Aroma.

Abb. 52: Ananas-Dessert.

Koriander – Flügel für die Fantasie

Coriandrum sativum (Koriander)
Familie: *Apiaceae* (Doldenblütler)
Sanskrit: *Dhanyaka, Dhania*
Als Gewürz werden die Früchte und Blätter verwendet.

Koriander stammt höchstwahrscheinlich aus Vorderasien. Es ist ein einjähriges Kraut, das etwa 50 – 80 cm hoch wird. Die Pflanze bevorzugt trockene sonnige Plätze und kalkhaltigen Boden. Im Sommer blühen kleine, weiß- bis rosafarbene Dolden, aus denen sich pfefferkorngroße Früchte bilden. Die Pflanze hat einen unangenehmen Geruch, weshalb der Koriander oft auch als „Wanzendill" bezeichnet wird. Der mittelalterliche Botaniker Leonhart Fuchs schrieb im Jahre 1543: *„Kein wantz kann nit so übel stincken als der gruen Coriander."* Die getrockneten Früchte riechen dagegen angenehm süß und würzig. Die besten Qualitäten kommen aus Indien.
Es empfiehlt sich, Koriander in ganzen Früchten und nicht als Pulver zu kaufen, denn die ätherischen Öle verflüchtigen sich sehr schnell. Im Mörser lassen sich die Früchte leicht und schnell nach Bedarf pulverisieren. Dazu eignet sich neben einem Mörser auch ein elektrischer Zerkleinerer sehr gut. Verwenden Sie keinen Koriandersamen aus dem Gartenanbaubedarf zum Kochen, sondern aus Asienläden oder der Gewürzabteilung eines gut sortierten Supermarktes. Koriander gibt es neuerdings auch immer häufiger als frisches Kraut in Töpfen zu kaufen. Es erinnert in seiner Form an breitblättrige Petersilie, schmeckt aber völlig anders. Es lohnt sich, den Geschmack einmal zu testen, z. B. können Sie

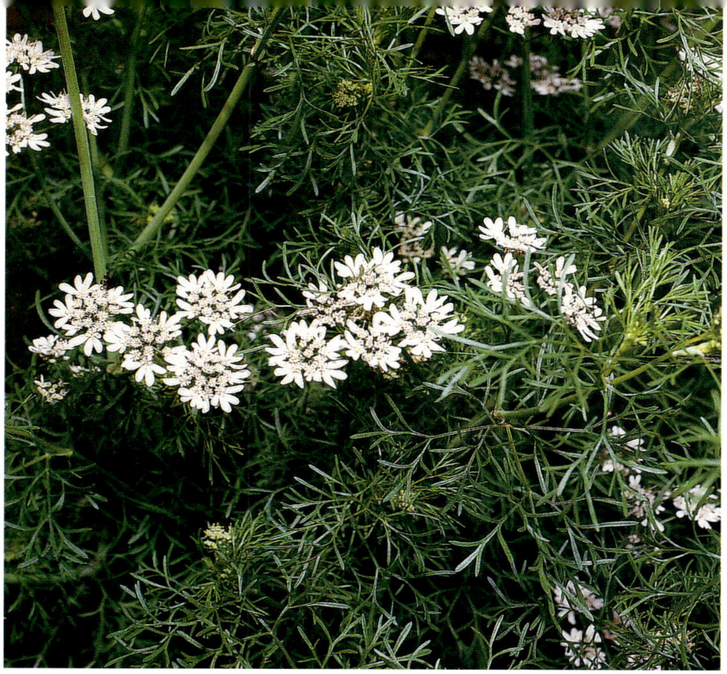

Abb. 53: Korianderblätter riechen unangenehm – daher auch der deutsche Name „Wanzenkraut".

die Spinatsuppe (siehe *Seite 74*) damit raffiniert verfeinern.
Doch Koriander ist nicht nur ein gutes Küchengewürz, sondern auch eine Heilpflanze – und das bereits seit mehreren tausend Jahren. Besonders beliebt war Koriander bei den Römern. Im Apicius-Kochbuch taucht er über 70-mal in den Zutatenlisten auf. Die Römer kannten offensichtlich auch schon die antimykotischen und antibakteriellen Eigenschaften des Korianders, denn sie konservierten ihr Fleisch mit der Pflanze. Auch in ganz Asien ist Koriander bis heute ungeheuer populär. Hier gilt sein Geruch keineswegs als unangenehm, sondern als köstlich. So enthalten indische Currypulver und andere Gewürzmischungen immer auch Korianderpulver.

Bei uns ist Koriander seit dem Mittelalter als Heilpflanze in den Klöstergärten zu finden. Aus ihm wird der heilkräftige Salesianer-Tee bereitet, den die Ärzte auch heute noch gegen Blähungen und Magenverstimmungen empfehlen.

Korianderkraut kann man auch leicht in einem Blumentopf auf der Fensterbank oder im eigenen Garten ziehen. Dazu holt man sich etwa 20 g Korianderfrüchte in der Apotheke – das ist in diesem Falle günstiger, als sie in Sämereien zu erstehen – und sät sie in einem mit Pflanzenerde gefüllten Blumentopf.

Fischcurry *Makara*
(Für 4 Personen)

600 g	Fischfilet, z. B. Kabeljau, Rotbarsch, Seelachs
	Salz
4 EL	Zitronensaft
2	frische Chilischoten, rot und grün
1 Stk.	(1–2 cm) frischer Ingwer
2	Zwiebeln
1	Knoblauchzehe
2 EL	Ghee (siehe *Seite 42*)
2	Lorbeerblätter
½ TL	Currypulver
½ TL	Kreuzkümmel, gemahlen
2 Msp.	Koriander, gemahlen
1 Msp.	Kurkuma, gemahlen
4	Tomaten
	Salz, Pfeffer, Zucker

Das Fischfilet waschen, trockentupfen und in gleich große Stücke schneiden. Die Fischstücke auf einen Teller geben, etwas salzen und mit dem Zitronensaft beträufeln.
Chilischoten waschen, entkernen und hacken. Ingwer schälen und fein reiben. Zwiebeln und Knoblauch schälen, Zwiebeln in feine Ringe schneiden. Ghee in einer Pfanne erhitzen, Chiliwürfel, Ingwer, zerdrückten Knoblauch und die restlichen Gewürze hineingeben und ca. 1 Minute unter Rühren anbräunen. Dann die Zwiebelringe dazugeben und mitbräunen.
In der Zwischenzeit die Tomaten waschen, Stielansätze entfernen. Tomaten würfeln und ebenfalls in die Pfanne geben. Fischstücke hineinlegen und mit der Sauce vermischen. Bei geschlossenem Deckel

Wirkstoffe
Ätherische Öle: Linalool, Cumarine, Phenolcarbonsäuren.

Anwendung im Ayurveda
Koriander wirkt kühlend auf alle drei *doshas* und spendet Feuchtigkeit. Es fördert *agni*, ohne *pitta* aus dem Gleichgewicht zu bringen. Koriander hilft besonders bei Verdauungsschwäche von *pitta*-Persönlichkeiten, die ansonsten mit den oft scharfen Gewürzen sehr vorsichtig umgehen müssen. Er wirkt außerdem kräftigend bei Schwächezuständen und Herzproblemen. Koriander stabilisiert die Psyche und baut Angst ab, z. B. bei Lampenfieber, wirkt entwässernd und kühlend. Die Früchte haben blutreinigende Eigenschaften, wirken abführend und schweißtreibend. Eine Mischung von Koriander, Kreuzkümmel und Fenchelsamen wird im Ayurveda häufig bei Verdauungsbeschwerden eingesetzt. Koriander eignet sich darüber hinaus bei Beschwerden der Atemwege. Seine entzündungshemmenden Eigenschaften nutzt man bei Fieber und Arthritis. Es heißt sogar, Koriander „stimuliere die sexuelle Energie und verleihe Unsterblichkeit". Die Phytoöstrogene im Koriander machen ihn tatsächlich zum Aphrodisiakum, doch für die Unsterblichkeit gibt es noch keine Belege. Im seelischen Bereich baut Koriander Schüchternheit ab und beflügelt die Fantasie. Äußerlich angewandt hat sich Koriander bei Juckreiz bewährt.

***Doshas*:** reduziert *vata*, reduziert *pitta*, reduziert *kapha*.

Anwendung in anderen Naturheilkunden
Koriander wirkt:
- entzündungshemmend (besonders im Magen- und Darmbereich);
- gegen bakterielle Infektionen und Pilzinfektionen;
- muskelentspannend, krampflösend;
- gegen Blähungen;
- verdauungsfördernd;
- aphrodisierend.

Der indische Liebestrank *Kama*
Zwei Teelöffel Koriandersamen in der trockenen Pfanne anrösten und anschließend in einem Mörser zerstampfen. Die Masse mit einer Flasche Rotwein verrühren. Diese Mischung eine Woche lang in einer geschlossenen Flasche ziehen lassen, danach abseihen und wieder in die Flasche zurückfüllen. Bei Zimmertemperatur bald trinken.
Das ätherische Öl wird aus den zerquetschten Früchten gewonnen und hat ein süßen, würzigen, holzigen Duft. Es wirkt gegen Kopfschmerzen, bei Muskelverkrampfungen sowie Arthritis und hilft bei Nervosität und Erschöpfungszuständen.
Bei Muskelkrämpfen hilft eine Ölmassage mit folgender Mischung:

2 EL	Pflanzenöl, z. B. aufbereitetes Sesamöl oder Olivenöl (siehe *Seite 31*)
2 Tr.	Korianderöl
2 Tr.	Schwarzes Pfefferöl
2 Tr.	Wacholderöl

Auch Säuglinge und Kleinkinder leiden häufig unter Blähungen. Dagegen hat sich eine Mischung aus:

1 TL	Pflanzenöl, z. B. aufbereitetes Sesamöl oder Olivenöl (siehe *Seite 31*)
5 Tr.	Korianderöl
5 Tr.	Kümmelöl

bewährt, die direkt in der Hand der Mutter zubereitet wird. Mit flacher Hand wird dieses Öl mit kreisförmigen Bewegungen auf dem Bauch des Kindes einmassiert.

Vorsicht: Hohe Dosierungen können die Nieren reizen. Wir bei allen wirksamen Heilpflanzen ist auch hier Vorsicht während der Schwangerschaft geboten.

Tipp:
Wenn man nicht jedesmal Koriander frisch anrösten und mahlen will, kann man sich einen kleinen Vorrat anlegen. Dazu erhitzt man etwa 50 g Koriander bei leichter Hitze unter ständigem Rühren mit einem Holzlöffel in einer Bratpfanne. Nach wenigen Minuten die Pfanne vom Herd nehmen und den Koriander abkühlen lassen. Die abgekühlten Früchte in einem Mixer oder im Mörser zerreiben, luftdicht verpacken, z. B. in einer Plastiktüte, und kühl und trocken lagern. Der geröstete und gemahlene Koriander hält sein Aroma so für einige Wochen.

ca. 10 – 12 Minuten garen lassen. Lorbeerblätter entfernen und mit Salz, Pfeffer, Zucker und Zitronensaft abschmecken. Dazu Basmatireis servieren.
Tipp: Wer möchte, kann die Tomaten vorher häuten. Dazu die Tomaten auf der gegenüberliegenden Seite vom Stielansatz kreuzweise einritzen, mit kochendem Wasser überbrühen und ca. 2 Minuten ziehen lassen. Anschließend lässt sich die Haut von der eingeritzten Seite aus leicht abziehen.

Raita mit Gurke
(Für 4 Personen)

200 g	Gurke
1	rote Chilischote
300 g	Naturjoghurt, am besten selbst gemacht (siehe *Seite 41*)
1 TL	Kreuzkümmel, gemahlen
½ TL	Koriander, gemahlen
1 Msp.	Kurkuma, gemahlen
1 Msp.	Cayennepfeffer, gemahlen
½ TL	Salz

Gurke auf einer Reibe raspeln. Chilischote putzen und klein hacken. Joghurt glatt rühren, Gewürze hineingeben und verrühren. Gurkenraspel mit den Chiliwürfelchen unter den Joghurt heben. Mit Kurkuma und wenig Cayennepfeffer bestreut (beliebiges Muster in gelb mit rot, sieht dekorativ aus) servieren.
Raita schmeckt lecker zu gebratenen Auberginenscheiben und zu allen gegrillten Fleisch- und Fischgerichten.
Tipp: Etwas pikanter wird Raita, wenn das Kreuzkümmelpulver vorher in einer Pfanne kurz geröstet wird.

Gemüselasagne *Devi*
(Für 4 Personen)

Für die Sauce:

2 EL	Ghee (siehe *Seite 42*)
2 EL	Weizenmehl
½ l	heißes Wasser
250 ml	Sahne
½ TL	Kurkuma, gemahlen
½ TL	Kreuzkümmel, gemahlen
½ TL	Ingwerpulver
1 Msp.	Koriander, gemahlen
	Salz, Pfeffer, Muskat nach Geschmack

Ghee in einem Topf erhitzen, das Mehl darin anschwitzen, mit Wasser und Sahne unter Rühren ablöschen und den Gewürzen abschmecken.

800–1000 g	gemischtes Gemüse, z. B. Brokkoli, Blumenkohl, Karotten, Erbsen, Bohnen, Mais, Zucchini
12	Lasagneblätter

Gemüse putzen, waschen, Brokkoli und Blumenkohl in kleine Röschen teilen, Karotten, Zucchini und Bohnen in kleine Stücke schneiden.
Etwas Sauce in eine Lasagneform oder Auflaufform geben. Lasagneblätter und Gemüse mit etwas Sauce im Wechsel hineinschichten. Zum Schluss die letzte Schicht Lasagneblätter mit reichlich Sauce bedecken und ca. 30 Minuten bei 180 °C backen.

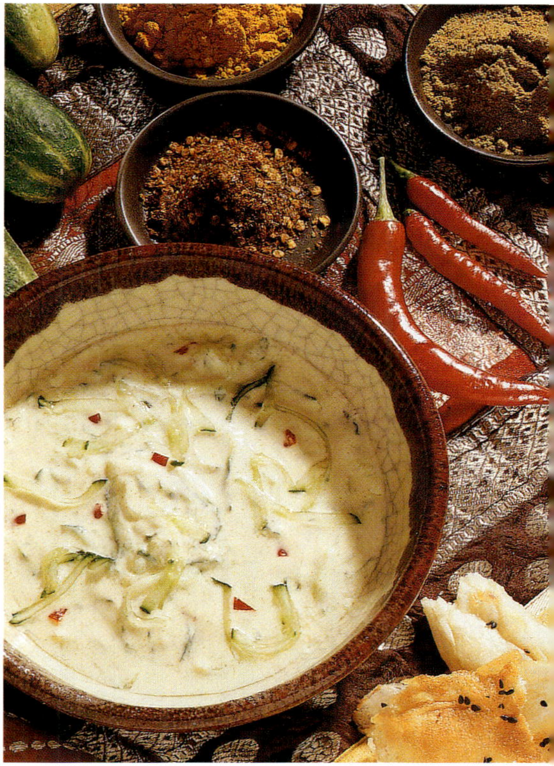

Abb. 54: Raita mit Gurke.

Kreuzkümmel – die Sonnenfrüchte

Cuminum cyminum (Kreuzkümmel, nicht mit Kümmel, *Carum carvi,* verwechseln)
Familie: *Apiaceae* (Doldenblütler)
Sanskrit: *Jerra, Jiraka*
Als Gewürze werden die Früchte verwendet.

Die einjährige, ca. 30 cm hohe Kreuzkümmelpflanze stammt höchstwahrscheinlich aus Turkestan und wird von Marokko, Ägypten und Syrien bis Indien angebaut. Im Sommer reifen kleine, blassrosa Blütendolden auf hohen Stängeln. Im Spätsommer fallen die Blüten ab und zurück bleiben zarte Fruchtsträußchen, die man so lange reifen lässt, bis sich die winzige Frucht voll Sonne gesogen hat und sich trocken aus der Pflanze schütteln lässt. Die Früchte sind nur etwa 5 mm groß und von graugrüner Farbe. In der indischen Küche wird Kreuzkümmel häufig verwendet. Vor Gebrauch röstet man Kreuzkümmel in der Pfanne, um ihn dann im Mörser zu zerstoßen oder in einem Mixer zu zermahlen. Nur so entfaltet er sein volles Aroma. Wie ein Geist, der aus einer Flasche befreit ist, entströmt den winzigen Früchten ein kräftiger Duft, der an Zitrone und Anis erinnert. Diese Anregung sollte man auch für die heimische Küche übernehmen, denn die erhitzten Früchte verfügen über eine stärkere Wirkung und Würzkraft. Auch Kreuzkümmel sollten Sie in ganzen Früchten und nicht als Pulver kaufen, denn die ätherischen Öle verflüchtigen sich schnell und damit auch Geschmack und Heilwirkung.

Wirkstoffe
2–5% ätherische Öle mit p-Cymol, Pinen, Cuminaldehyd, Cineol, Terpineol, Eugenol, Terpinen, Limonen, fettes Öl mit Spuren von Carotin

Kreuzkümmel und Ayurveda
Wie fast alle im Ayurveda geschätzten Gewürze wirkt auch Kreuzkümmel anregend auf das Verdauungsfeuer *agni.* Seine kühlenden Eigenschaften gleichen stark erhitzende Speisen, wie z. B. scharf angebratenes Fleisch, aus. Kreuzkümmel lindert Unterleibsschmerzen, wirkt krampflösend und gegen Koliken. Er wirkt darüber hinaus blutreinigend und unterstützt die Aufnahme von Nährstoffen in den Körper. Er stimuliert die Abwehrkräfte und das sexuelle Interesse, ist also ein leichtes Aphrodisiakum.

Doshas**:** erhöht *vata*, reduziert *pitta*, reduziert *kapha.*

Vorsicht: Hohe Dosierungen können zu Übelkeit führen.

Packung gegen Unterleibsbeschwerden:
½ l Wasser aufkochen und 4 EL Kreuzkümmel darin 1 Stunde einweichen lassen. Abgießen und dann die Früchte im Mörser zerdrücken. Ein wenig Mehl und einige Tropfen Pfefferminzöl und etwas Wasser zufügen, bis eine weiche Masse entsteht. Die Paste auf ein dünnes Stück Baumwolltuch streichen und noch warm auf den Unterleib legen. Gut zudecken und ruhen. Sollten die Schmerzen nicht nachlassen, auf jeden Fall einen Arzt aufsuchen!

Tipp: Mischen Sie Kreuzkümmel, Anis und Fenchelfrüchte mit ein wenig braunem Zucker und stellen Sie etwas davon in eine Schale auf den Tisch.
Nach dem Essen kann man ein bisschen von der Mischung kauen.
Das gibt einen frischen Atem und fördert die Verdauung!

Kreuzkümmel ist nicht nur ein gutes Küchengewürz, sondern auch eine Heilpflanze. Kreuzkümmel gehört zu den festen Bestandteilen der Naturheilkunde. Bereits zur Zeit des Pyramidenbaus war Kreuzkümmel im alten Ägypten bekannt. Noch heute ist er ein Lieblingsgewürz in Indien und im südlichen Mittelmeerraum. In unserer modernen westlichen Küche wird Kreuzkümmel leider kaum pur verwendet. Dabei ist er besonders vitaminreich und mineralstoffhaltig und hilft gegen Müdigkeit und körperliche Erschöpfungszustände.
Kreuzkümmel wird häufig mit schwarzem Kümmel verwechselt, doch Schwarzkümmel ist eine ganz andere Pflanze mit anderen Inhaltsstoffen und kann daher Kreuzkümmel auch nicht ersetzen.
Zum Kochen niemals Kreuzkümmelsamen aus dem Gartencenter verwenden, da diese meist chemisch behandelt sind.

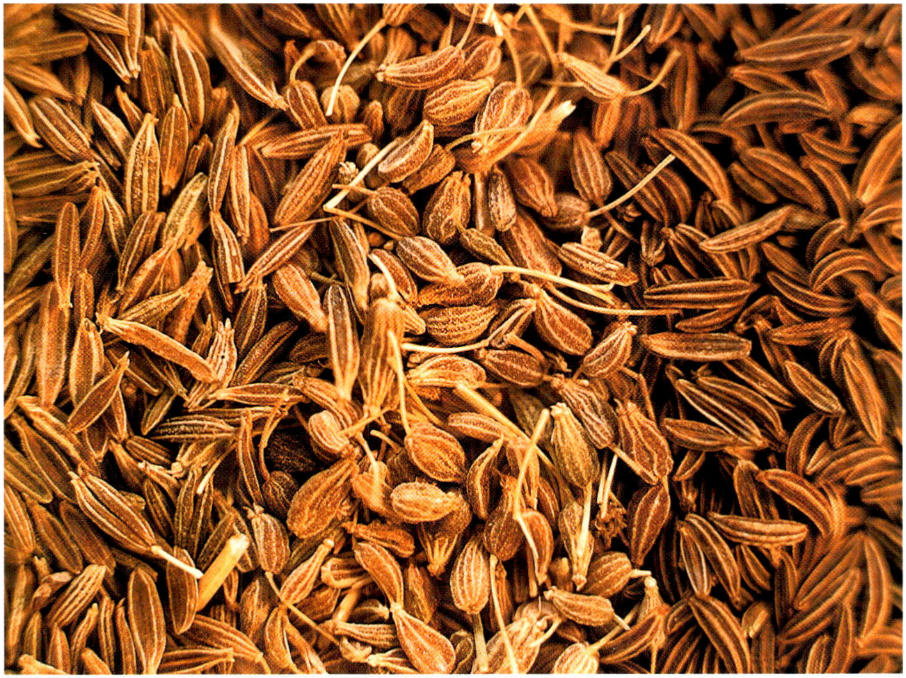

Abb. 55: Ähnliches Aussehen – unterschiedliches Aroma: Die Früchte von Kreuzkümmel, Anis und Kümmel.

Tipp:
Wenn man nicht jedesmal den Kreuzkümmel frisch anrösten und mahlen will, kann man sich einen kleinen Vorrat anlegen. Dazu erhitzt man etwa 50 g Kreuzkümmelfrüchte bei leichter Hitze unter ständigem Rühren mit einem Holzlöffel in einer Bratpfanne. Nach wenigen Minuten werden die Früchte rosabraun. Dann die Pfanne vom Herd nehmen und den Kreuzkümmel abkühlen lassen. Die abgekühlten Früchte in einem Mixer oder im Mörser zerreiben, luftdicht verpacken, z. B. in einer Plastiktüte, und kühl und trocken lagern. Der geröstete und gemahlene Kreuzkümmel hält sein Aroma so für einige Wochen.

Zitronenreis *Amla*
(Für 4 Personen)

250 g	Basmatireis
1 EL	Ghee (siehe *Seite 42*)
1/2 TL	Kurkuma, gemahlen
1/2 TL	Senfkörner
1/2 TL	Kreuzkümmel, gemahlen
1/2 TL	Salz
	evtl. Cayennepfeffer, gemahlen
400 ml	Wasser
4 EL	Zitronensaft

Reis waschen, ca. 15 Minuten einweichen und abtropfen lassen. Ghee in einem Topf erwärmen, den Reis hinzufügen und unter ständigem Rühren ca. 3 Minuten andünsten. Gewürze zufügen, kochendes Wasser dazugießen und alles 1 Minute aufkochen lassen.
Den Topf abdecken und den Reis bei reduzierter Hitze etwa 15 Minuten köcheln lassen, bis das Wasser verdampft ist. Zum Schluss den Zitronensaft unter den Reis mischen.
Tipp: Je nach Geschmack kann man den Reis noch mit Kokosraspeln oder gerösteten Mandeln verfeinern. Man gibt dann 2 EL Kokosraspeln oder geröstete Mandeln kurz vor Ende der Garzeit unter den Reis. Zitronenreis schmeckt zu allen Gemüse-, Fisch- und Fleischragouts.

Abb. 56: Datteln-Tamarinden-Chutney mit getrockneten Aprikosen.

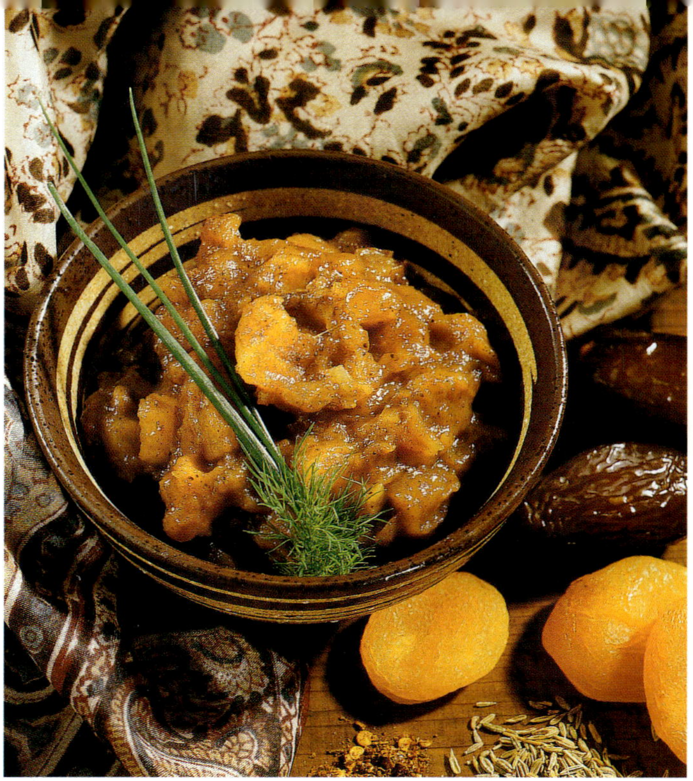

Getrocknete Tamarinden, Tamarinden-Fruchtmark und Tamarinden-Konzentrat sind in indischen oder asiatischen Gemüseläden erhältlich.

Datteln-Tamarinden-Chutney mit getrockneten Aprikosen *Annapurna*

(Für ca. 500 g)

50 g	Tamarinde
300 ml	Wasser
40 g	frischer Ingwer, geschält
150 g	Datteln, entsteint und klein gehackt
100 g	getrocknete Aprikosen, gewürfelt
2 TL	Zucker
½ TL	Salz
½ TL	Kreuzkümmel, gemahlen
½ TL	Cayennepfeffer, gemahlen

Tamarinde in kleine Stücke brechen und 10 Minuten mit dem Wasser kochen. Dann die gekochte Tamarinde mit dem Kochwasser und dem geschälten Ingwer in einen Mixer geben und gut mixen. Diese Mixtur zusammen mit den übrigen Zutaten in einen kleinen Topf geben und die Masse zugedeckt bei kleiner Flamme ca. 10 Minuten kochen, ab und zu umrühren. Anschließend noch einige Minuten unbedeckt kochen, bis die meiste Flüssigkeit verdampft ist und das Chutney die Konsistenz von Marmelade annimmt.

Das Chutney in ein Glas abfüllen und verschließen. Dieses Chutney ist süß-sauer und scharf und passt zu vielen frittierten oder gebratenen Snacks.

Klassisches Gemüse-Curry *Parvati*

(Für 4 Personen)

2 EL	Pflanzenöl oder Ghee (siehe *Seite 42*)
2 TL	schwarze Senfsamen
1 TL	Kreuzkümmelfrüchte
2 TL	Kurkuma, gemahlen
250 g	frische oder tiefgekühlte Erbsen
250 g	Kartoffeln, klein gewürfelt
250 g	Karotten, klein gewürfelt
500 g	andere Gemüse der Saison, z. B. Kohlrabi, Brokkoli oder Bohnen, klein geschnitten
½ l	Gemüsebrühe
1 Tasse	Joghurt, am besten selbst gemacht (siehe *Seite 41*)
1 TL	Salz
1 TL	Koriander, frisch gemahlen

Das Fett in einer großen Pfanne erhitzen, Senfsamen und Kreuzkümmel zufügen. Wenn die Senfsamen aufplatzen, sofort Kurkuma, das Gemüse und zum Schluss die Brühe hinzugeben. Deckel auflegen und etwa 15 Minuten dünsten, bis das Gemüse gar, aber noch bissfest ist. Tiefgekühlte Erbsen später zugeben, da sie schon vorgegart sind. Dann den Joghurt und die restlichen Gewürze unterrühren. Weitere 5–10 Minuten ohne Deckel weiterköcheln lassen. Dazu passt indisches Brot (siehe *Seite 43*) oder Reis.

Muskat – Nüsse für den sanften Rausch

Myristica fragrans (Muskatnussbaum)
Familie: *Myristicaceae*
Sanskrit: *Jaiphala, Jatiphala*
Als Gewürz wird der Samenkern oder die Nuss verwendet.

Der Muskatnussbaum ist ein immergrüner, tropischer Baum, der gleich zwei völlig verschiedene Gewürze liefert: die Muskatnuss und die „Muskatblüte" oder Macis. Die Nuss ist der Samenkern der kleinen apfelgroßen Frucht des Baums, der das ganze Jahr über gleichzeitig blassgrüne Blüten und Früchte trägt. Die reifen Früchte fallen von selbst vom Baum und springen auf. Sichtbar wird der braune Kern, die Nuss, der mit einem lackrot glänzenden Netz überzogen ist, die Macis bzw. Muskatblüte, botanisch Samenwucherung, genannt wird. Mit einem Messer wird die „Blüte" von der Nuss gelöst und getrennt weiterverarbeitet. Die Muskatnuss wird in der Sonne oder in Räucherhäusern getrocknet, bis die Kerne in ihren Samenschalen rappeln. Dann wird die Außenschale geknackt und die Muskatnuss freigelegt. Die Holländer tauchten die Nüsse früher in Kalkmilch, um sie keimunfähig zu machen. Sie schützten so ihr Handelsmonopol und machten die Nuss haltbar. Diese Technik, die der Muskatnuss die typisch hellbraune Farbe verleiht, wird bis heute speziell gegen Insektenfraß angewendet. Muskatnuss sollte man nur als ganzen Kern kaufen und selbst reiben, denn gekauftes Pulver kann den Geschmack nicht halten. Fast alle Speisen, z. B. Gemüse oder Suppen, vertragen eine Prise Muskat, seien sie salzig oder süß – aber eben nur eine Prise, denn der Muskatgeschmack ist sehr intensiv.
Die Muskatnuss ist ein natürliches Psychopharmakum mit stark aufhellender Wirkung, so dass man sie mit Fug und Recht als legales Rauschmittel bezeichnen kann. Viele vergleichen den Rausch der Muskatnuss mit der von Marihuana. Doch Vorsicht vor Selbstversuchen! Aufgrund der großen Schwankungen in den Konzentrationen der Inhaltsstoffe und der Nebenwirkungen wird von größeren Dosen Muskatnuss abgeraten. Auch in Indien wird sie nicht umsonst als „betäubende Frucht" bezeichnet. Die moderne Wissenschaft bestätigt diese Beobachtungen. Ab einer Menge von etwa 4 g (eine Nuss wiegt etwa 2 g) löst Muskatnuss Rauschzustände aus, führt zu Übelkeit, Herzrasen, Bewusstseinsstörungen, Halluzinationen und Schlaflosigkeit. Muskatnuss ist damit eines der wenigen Gewürze, die in hohen Dosen nicht nur sehr wirksam, sondern sogar giftig sind. Im Orient nutzte man Muskat immer schon als Rauschmittel. Da ist es doch besser, man hält sich an die sprichwörtliche Prise Muskat und genießt die Wonnen ihres warmen Geschmacks in kleinen Dosen.
Im Jahre 1190 wurde der spätere Kaiser Heinrich VI. mit dem teuren Duft von Muskatnüssen geehrt. Der berauschende Geruch zog durch die Prachtstraßen des alten

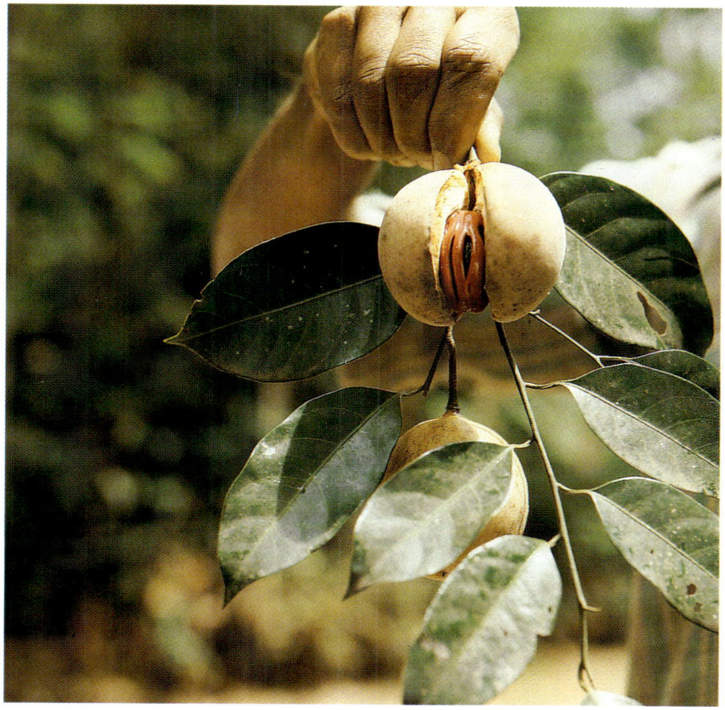

Abb. 57: Frucht der Muskatnuss: Der Samen ist von dem roten, zerschlitzten Samenmantel, der „Muskatblüte", bedeckt.

Wirkstoffe

Ätherisches Öl mit Pinen, Camphen und Elemicin, Safrol und dem Myristicin, das in höheren Dosen giftig ist.
Fettes Öl, auch Muskatbutter genannt, mit Myristinsäureglycerid und Anteilen von ätherischen Ölen.

Muskatnuss und Ayurveda

Der Muskatnuss werden im Ayurveda ganz beträchtliche Heilwirkungen zugesprochen. Sie ist besonders beliebt wegen ihrer psychisch aufhellenden Wirkung. Schmerzen werden gelindert, sie wirkt beruhigend und einschläfernd und eignet sich daher auch zur Behandlung verschiedener Schlafstörungen. Muskatnuss ist eines der besten Gewürze, um die Aufnahme der Nährstoffe durch die Dünndarmwand zu fördern und Gifte abzubauen. Sie hilft gegen Durchfall und Erbrechen. Muskatnuss ist *tamischer* (siehe *Seite 39*) Natur. Im Übermaß genossen stumpft Muskatnuss ab und dämpft den Geist. Muskatnuss wird bei Krämpfen im Bauchbereich und bei Inkontinenz und vorzeitigem Samenerguss eingesetzt, auch wird sie als leichtes Aphrodisiakum geschätzt.

***Doshas*:** reduziert *vata*, erhöht *pitta*, reduziert *kapha*.

Anwendung in anderen Naturheilkunden

Muskatnuss wirkt:

- appetitanregend;
- blähungslindernd;
- verdauungsfördernd;
- gegen Übelkeit und Durchfall.

Vorsicht: Muskatnuss ist in höheren Dosen sehr giftig. Zwei Nüsse können bereits tödlich wirken. Nur in kleinen Mengen verwenden!

Tipp: Wirsing mit etwas Muskatnuss würzen. Das ist nicht nur besonders lecker, sondern macht den Wirsing auch bekömmlicher.
Bei Einschlafschwierigkeiten einen halben Teelöffel geriebene Muskatnuss mit Kräutertee aufgießen und vor dem zu Bett gehen trinken.

Rom. Der Transport von Muskatnüssen und Macis aus Indonesien und Indien war damals aufwendig und teuer. Für zwei Pfund Muskatblüte musste man im Mittelalter eine Kuh hergeben. Der hohe Preis für das Gewürz war auch der entscheidende Antrieb für die großen Entdeckungsreisen nach West- und Ostindien, denn es galt, den Seeweg zu den Gewürzinseln zu finden. Auf diese Weise wurde der Seeweg nach Indien, um das Kap der Guten Hoffnung herum gefunden, Amerika entdeckt und die Theorie bestätigt, dass unsere Erde eine Kugel ist. Gleichzeitig stellt die Geschichte des Gewürzhandels den Beginn der schmutzigen Geschäfte der Kolonisation dar.

Muskat schmeckt als Gewürzpulver zu Gemüse wie Spinat, Wirsing und Spargel, zu Kartoffeln, Süßspeisen und Milch. Auch Suppen können immer eine Prise Muskat vertragen. Es lässt sich gut mit Kardamom und Ingwer kombinieren. Macis wird überwiegend für Süßspeisen verwendet und spielt bei weihnachtlichen Mischgewürzen, z. B. für Lebkuchen, eine wichtige Rolle. Wir haben Macis einmal ganz anders eingesetzt, nämlich zur Verfeinerung von Huhn (siehe *Seite 75*).

Spinatsuppe *Grüne Erfüllung*

(Für 4 Personen)

2 EL	Ghee oder 2 El Pflanzenöl
4 EL	Mandelstifte
2 EL	gemahlene Mandeln
½ l	Gemüsebrühe
500 g	frischer Blattspinat (ersatzweise Tiefkühlspinat)
1 TL	Masala mild à la Hobbythek Soma
	Salz, Pfeffer nach Geschmack
½ TL	frisch gemahlener Muskat
150 g	Crème fraîche
Saft von 1	Zitrone

Ghee oder Pflanzenöl in einem Topf erhitzen und die Mandelstifte darin goldgelb rösten. Die Mandelstifte herausnehmen und in dem Fett die gemahlenen Mandeln unter Rühren leicht bräunen lassen. Die warme Gemüsebrühe dazugeben und kurz aufkochen. Den Spinat putzen und gründlich waschen. Gelbe Blätter und grobe Stiele abbrechen. Masala mild à la Hobbythek Soma und Spinat in die kochende Brühe geben und ca. 5 Minuten auf kleiner Flamme kochen lassen (bei Verwendung von tiefgekühltem Spinat diesen in einem separaten Topf aufwärmen).
Mit Salz, Pfeffer und Muskat nach Geschmack würzen. Die gekochte Spinat-

suppe im Topf pürieren und dann Crème fraîche einrühren und nochmals aufkochen. Danach den Zitronensaft zugeben. Die Spinatsuppe in vorgewärmte Suppentassen füllen und mit den gerösteten Mandelstiften bestreut servieren.

Huhn *Kabuli*
(Für 4 Personen)

2 EL	Ghee (siehe *Seite 42*)
1 kg	frische Hühner- oder Putenbrust
1 Stk.	(ca. 40 g) frische Ingwerwurzel
2–3	reife Tomaten
evtl. 3–4	Knoblauchzehen
150 g	Joghurt, am besten selbst gemacht (siehe *Seite 41*)
1 TL	Muskatnuss, frisch gerieben
½ TL	Muskatblüte (Macis)
je ½ TL	Kardamom, Kreuzkümmel und Koriander, gemahlen
½ EL	Salz
1 TL	schwarzer Pfeffer, grob gemahlen
2 EL	frische Sahne oder Crème fraîche
	frische gehackte Kräuter zum Garnieren, z. B. Basilikum-, Petersilie- oder Korianderblättchen

Ghee in einer beschichteten Pfanne erhitzen, das in kleine Würfel geschnittene Hühnerfleisch zugeben und etwa 5 Minuten gleichmäßig anbraten.
Geschälten Ingwer, Tomaten, evtl. Knoblauchzehen und Joghurt in einem Elektromixer fein pürieren, zusammen mit den Gewürzen zu den gebratenen Fleischstückchen geben und alles gut vermischen. Auf kleiner Flamme 15 – 20 Minuten zugedeckt schmoren. Crème fraîche oder Sahne zugeben, mit Salz abschmecken und nochmals ca. 1 Stunde zugedeckt ruhen lassen. Vor dem Servieren das Gericht gut aufwärmen und mit gehackten Kräutern bestreut heiß servieren.
Dazu schmeckt Basmatireis oder indisches Brot (siehe *Seite 43*).
Tipp: Dieses Gericht kann man auch mit zartem Lammfleisch zubereiten.

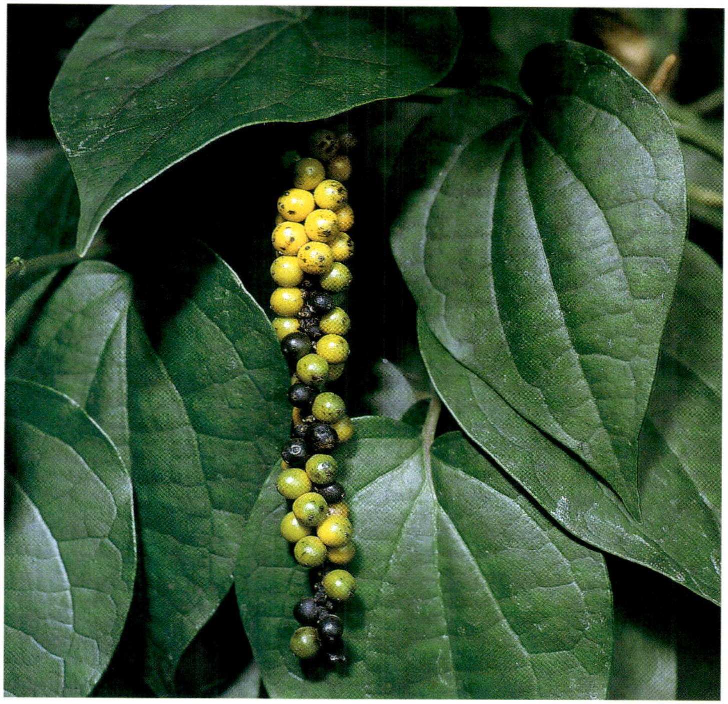

Abb. 58: Die Blüten entwickeln sich zu roten, beerenartigen Steinfrüchten, aus denen der Pfeffer gewonnen wird. Schwarzer, weißer und grüner Pfeffer stellen verschiedene Reifestadien der Früchte dar.

Schwarzer Pfeffer – die Körner der feurigen Energie

Piper nigrum (Echter Pfeffer)
Sanskrit: *Marich, Mari*
Piper longum (Indischer langer Pfeffer)
Sanskrit: *pipali*
Familie: *Piperaceae* (Pfeffergewächse)
Als Gewürz werden die Früchte und Fruchtstände verwendet.

Die Pfefferpflanze stammt wahrscheinlich aus den Küstenwäldern von Malabar, dem heutigen Kerala, in Indien, wird heute jedoch weltweit in den Tropen angebaut. Pfeffer ist eine tropische immergrüne Klet-

Wirkstoffe
Pfefferkörner enthalten vor allem das Alkaloid Piperin, das den brennenden Geschmack erzeugt.

Indischer Langer Pfeffer *pipali* und Ayurveda
In ayurvedischen Sanskritschriften wird der Pfeffer schon vor 3000 Jahren als *pipali* beschrieben. Heute dagegen bezeichnet man mit *pipali* nur den Langen Pfeffer (*Piper longum*). Dieser Verwandte des Echten Pfeffers wächst auch in Indien und auf Java. Er wird unreif geerntet und zum Nachreifen gelagert. So gewinnt er an Schärfe. *Pipali* zählt auch heute noch zu den wichtigen Pflanzen, um ein Zuviel von *kapha* auszubalancieren. Er ist ein scharfes wärmendes Stimulans, das die Durchblutung und Verdauung fördert. Der Ayurveda rechnet *pipali* zu den verjüngenden Pflanzen.
Äußerlich angewendet wirkt der Lange Pfeffer gegen Muskelschmerzen und Arthritis.

***Doshas*:**
gleicht *vata* aus, erhöht *pitta* , gleicht *kapha* aus.

Echter Schwarzer Pfeffer und Ayurveda
Im Verständnis der traditionellen indischen Medizin enthält der Schwarze Pfeffer die starke Energie der Sonne und ist auch nach dem Sanskritwort für Sonne benannt: *mari*. Schwarzer Pfeffer stimuliert *agni*, das Verdauungsfeuer, besonders stark und fördert den Appetit.

Der Charakter des Schwarzen Pfeffers ist *rajasik* (siehe *Seite 39*), das Prinzip der Energie, Aktivität und Turbulenz. Er ist einer der stärksten Gewürze, um *agni* in Gang zu setzen, und so hilft Pfeffer bei der Verwertung schwerverdaulicher Nahrung wie Rohkost, Salate oder blähende Hülsenfrüchte und wirkt außerdem entwässernd und abführend.

***Doshas*:**
erhöht *vata*, erhöht *pitta*, reduziert *kapha*.

Anwendung in anderen Naturheilkunden
Früher glaubte man, dass Pfeffer aufgrund seiner extremen Schärfe die Magen- und Darmwände reize, Entzündungen und Geschwüre verursache, bis hin zu Darmkrebs. Neue Studien beweisen das Gegenteil und belegen die positiven Effekte vor allem des Piperin im Pfeffer. Piperin intensiviert den Stoffwechsel, senkt den Cholesterinspiegel und verbessert die Verdauung. Die Anregung des Speichelflusses ist besonders angenehm für ältere Menschen, die oft unter einem trockenen Mund leiden.

Wirkung von Pfeffer:
- Anregung des Speichelflusses und der Magensaftsekretion;
- Steigerung der Enzymaktivitäten im Speichel und in der Bauchspeicheldrüse.

Vorsicht: Bei hohem *pitta* oder *pitta*-Störungen sparsam verwenden. Bei Entzündungen der Verdauungsorgane lieber ganz auf Pfeffer verzichten.

terpflanze, die sich bis zu 15 m hoch empor winden kann. Die unscheinbaren Blüten entwickeln sich zu roten beerenartigen Steinfrüchten. Schwarzer, weißer und grüner Pfeffer stellen verschiedene Reifestadien der Früchte dar. Zur Gewinnung der schwarzen Pfefferkörner werden die unreifen grünen Beeren geerntet, fermentiert und in der Sonne getrocknet. Soll er grün bleiben, muss er sauer eingelegt werden, damit er nicht verdirbt. Für den milden

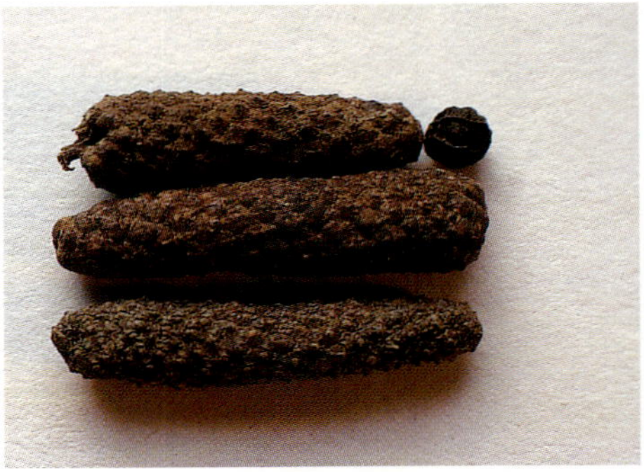

*Abb. 59: Die Früchte des Langen Pfeffers (*Piper longum*).*

weißen Pfeffer werden die vollreifen gelbroten Früchte geerntet, in Wasser getaucht und vergoren, dabei bleibt der weiße Pfeffer zurück. Neuerdings ist auch gefriergetrockneter grüner und roter Pfeffer im Handel erhältlich.

Die Rosapfeffer-Körner sind die Früchte einer ganz anderen Pflanze, eines Sumachgewächses mit dem botanischen Namen *Schinus molle*. Sie schimmern korallenrot bis rosa in einer lackartig glänzenden Schale. Dadurch lassen sie sich gut von dem mattroten Pfeffer unterscheiden, der gefriergetrocknet im Handel ist. Der Rosapfeffer schmeckt süß und scharf zugleich, denn er enthält auch Piperin. Die bekannten bunten Pfefferkornmischungen enthalten meist Rosapfeffer, also streng genommen einen „Pfeffer", der kein Pfeffer ist! Auch Pfeffer kauft man besten als ganze Früchte. In einem lichtgeschützten, z. B. braunen, Glas lassen sie sich fast unbegrenzt aufbewahren, halten ihr Aroma und können bei Bedarf gemahlen oder im Mörser zerkleinert werden. Der feurig-scharfe Pfeffer ist nicht unbedingt das interessanteste Gewürz, aber das weltweit bekannteste. Es findet sich in fast jedem Rezept, nicht nur zu Fleisch- und Gemüsegerichten, sondern auch zu Früchten. Wer einmal frisch gepfefferte Erdbeeren probiert hat, weiß, wie gut das schmeckt.

Der Schwarze Pfeffer war schon in der Antike das am häufigsten verwendete Gewürz. Im Mittelalter war er dann so allgemein üblich, dass alle Gewürze einfach Pfeffer genannt wurden und die Gewürzhändler „piperarii". Wegen seines hohen Wertes wurde er zum Teil auch direkt als Zahlungsmittel benutzt. So galt eine Kette aus Pfefferperlen als Zeichen von Reichtum und Luxus. Der gesamte Pfefferhandel ging zunächst über den Landweg und erst später über den Seeweg. Die Kaufleute, welche die Geschäfte mit dem Pfeffer abwickelten, wurden unbeschreiblich reich; daran erinnert heute noch der Schimpfname „Pfeffersäcke", der kolonialen Kaufleuten galt, insbesondere den Holländern. Die „gepfefferte Rechnung" erinnert an den Wucher der unbeliebten Gewürzhändler, und auch heute noch wünscht man unliebsame Zeitgenossen dahin, „wo der Pfeffer wächst".

Schwarzer Pfeffer ist wohl das vielseitigste Gewürz überhaupt. Um dem Essen einen besonderen Geschmack zu geben, zerkleinert man Schwarzen Pfeffer und Koriander zu gleichen Teilen kurz vor dem Gebrauch in einem Mörser oder einer elektrischen Mühle und würzt mit dieser Mischung anstatt mit reinem Pfeffer. Eiweißhaltige Lebensmittel wie Fleisch, Quark, Mozzarella- und Fetakäse sowie Pilzgerichte werden durch Pfeffer besser enzymatisch verarbeitet. So gesehen stellt auch das berühmte Pfeffersteak eine sehr sinnvolle Kombination dar.

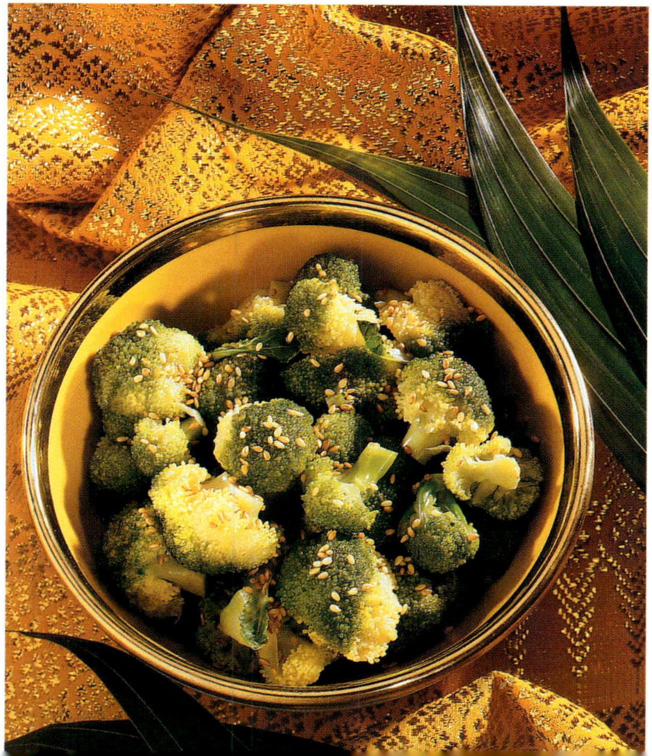

Abb. 60: Brokkoliröschen mit geröstetem Sesam.

Brokkoliröschen mit geröstetem Sesam *Nandi*

(Für 4 Personen)

750–1000 g	Brokkoli
	Salz und Pfeffer nach Geschmack
2 EL	Ghee (siehe *Seite 42*)
Saft von 1	Zitrone
50 g	Sesam oder Mandelplättchen

Brokkoli in Röschen teilen, waschen, ca. 10 Minuten in wenig Wasser dämpfen, abtropfen lassen, mit Salz und Pfeffer abschmecken und mit zerlassener Ghee und Zitronensaft beträufeln. Sesam in etwas Ghee rösten und über die Brokkoliröschen streuen. Statt Sesam können auch Mandelblättchen verwendet werden.
Dazu schmecken Reis oder Kartoffeln.

Brokkoli enthält wertvolle Substanzen mit vielfältigen Wirkungen, sie senken u. a. erhöhten Blutdruck, reduzieren schädliches Cholesterin und enthalten Stoffe, die Krebs vorbeugen sollen.

Kichererbsenbällchen *Falafel*

(Für 4 Personen)

250 g	Kichererbsen
1	Ei
1 EL	Masala scharf à la Hobbythek Rajas oder *Garam Masala*
½ TL	Cayennepfeffer, gemahlen
½ TL	schwarzer Pfeffer, frisch gemahlen
½ TL	Salz
2 EL	Vollkornmehl
2 EL	fein gehackte Petersilie
	evtl. Schnittlauchröllchen und gepresster Knoblauch
	Pflanzenöl zum Ausbacken

Kichererbsen ca. 12 Stunden einweichen und anschließend in 500 ml Wasser 1 Stunde kochen. Die abgetropften Kichererbsen pürieren oder durch den Fleischwolf drehen. Mit einem Ei, den Gewürzen, Vollkornmehl und der gehackten Petersilie zu einem Teig vermischen und 30 Minuten ruhen lassen.
Man kann zusätzlich noch 1 EL frische Schnittlauchröllchen und 1 – 2 Zehen gepressten Knoblauch unter den Teig mischen. Anschließend formt man mit nassen Händen vier große oder 12 – 24 kleine Klößchen und drückt diese etwas flach. Das Öl in einer großen Pfanne erhitzen und die Klößchen darin von beiden Seiten 4 – 6 Minuten goldbraun braten. Die Bällchen schmecken besonders gut zu frischen Salaten.

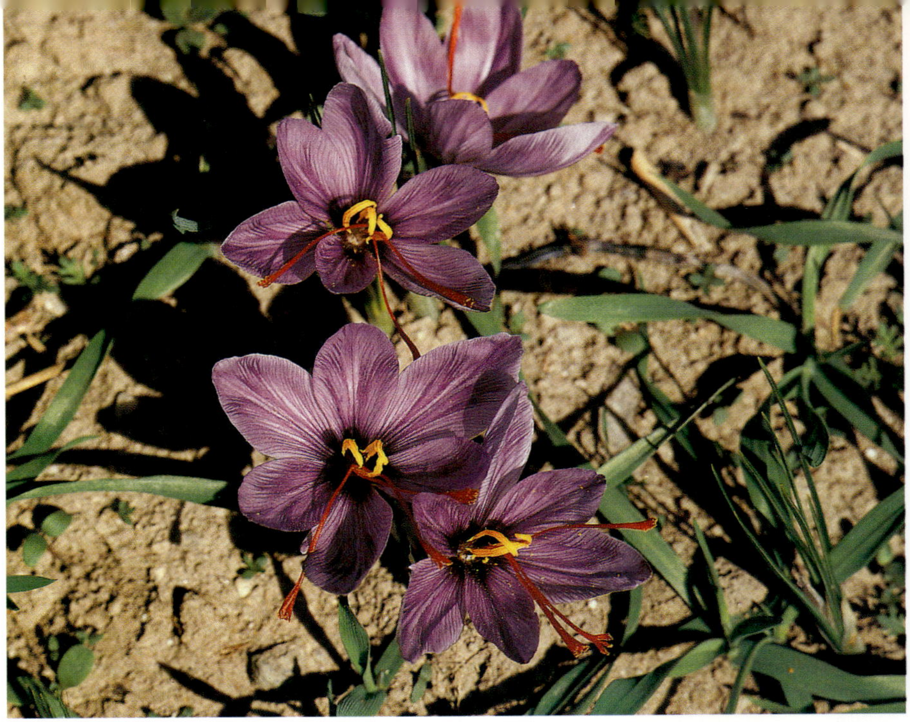

Abb. 61: Safranblüten mit den wertvollen orange-gelben Narbenästen.

Safran – die Liebesblüte

Crocus sativus (Safrankrokus)
Familie: *Iridaceae* (Schwertliliengewächse)
Sanskrit: *Kesar, Nagakeshara*
arabisch: zafaran (gelb sein)
Als Gewürz werden Narbenlappen oder Narbenschenkel verwendet.

Safran ist mit Abstand das teuerste Gewürz der Welt und das einzige, welches aus einer aufgeblühten Blüte gewonnen wird. Safran ist eine reine Kulturpflanze und mit unserem beliebten Frühlings-Gartenkrokus eng verwandt. Wenn man über einen warmen und sonnigen Platz im Garten verfügt, kann man ihn als Herbstblüher sogar bei uns ziehen. Im August in kalkhaltigen Boden gepflanzt, blüht er schon im Herbst des selben Jahres für etwa zwei Wochen.
Die violetten dreizähligen Blüten öffnen sich weit zur Sonne und präsentieren den Fruchtknoten mit einem bis zu 20 mm langen Griffel, der in die drei begehrten fadenartigen feuerroten Narbenlappen ausläuft. Sie hängen weit aus der violetten Blüte.
Der *Crocus sativus* stammt vermutlich aus Vorderasien. Die Anbaugebiete von Safran liegen heute noch immer in Kaschmir, in Nordindien, aber auch in Südspanien und Griechenland. Um 1 kg Safranfäden zu gewinnen, muss man bis zu 200 000 Blüten ernten. Am besten werden sie frühmor-

gens, wenn sich die Blüten öffnen, gepflückt. Die kostbaren Fäden sind so zart und zerbrechlich, dass sie mit großer Geschicklichkeit per Hand aus der Blüte gelöst werden müssen. Die drei Narbenfäden werden unten von einem nicht aromatischen Griffelrest zusammengehalten. Für die feinste Qualität, die „Safranspitzen" wird auch dieser Teil noch ganz vorsichtig entfernt.

Ein weiteres Qualitätsmerkmal ist die Farbe. Je dunkler die Safranspitzen um so besser!
Zum Schluss werden die zarten Narbenfäden getrocknet, wobei die ohnehin leichten Fäden über 80 % ihres Gewichts verlieren.
All diese Umstände der Ernte machen verständlich, warum Safranfäden im Handel sehr teuer sein müssen. Das hat immer schon Betrüger und Fälscher magisch angezogen. Besonders auf Touristenmärkten im Mittelmeerraum, aber auch in Indien wird immer wieder besonders preiswertes „Safranpulver" feilgeboten.

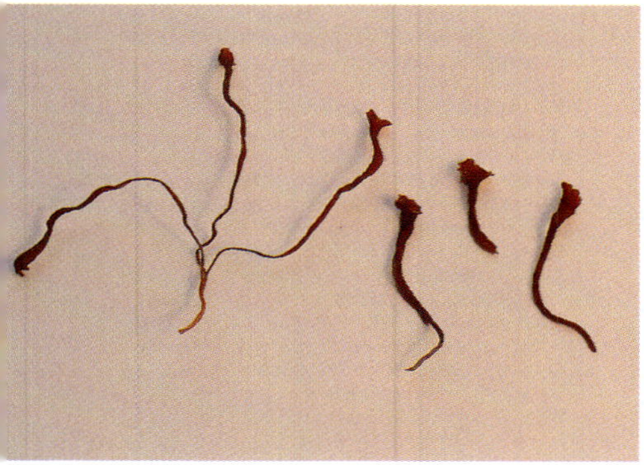

Abb. 62: Safran: Endstück des Griffels mit den drei Narbenästen sowie drei einzelne Narbenäste.

Der noch appetitlichste Safranersatz besteht dabei aus gemahlenem Kurkuma (Gelbwurz), das ähnlich wie Safran goldgelb färbt, aber völlig anders schmeckt. Eine Probe bringt hier den Schwindel schnell ans Tageslicht: Bringt man etwas

Wirkstoffe
Ätherische Öle: Cineol, Pinen.
Bitterstoffe: der typische Duftstoff Safranal, Picrocrocin.
gelbe Farbstoffe: Crocin; durch Feuchtigkeit entsteht aus dem Crocin ein weiterer Farbstoff, das Crocetin.

Safran und Ayurveda
Im Ayurveda wird Safran vor allem wegen seiner aphrodisierenden und verjüngenden Wirkung sehr geschätzt.
Safran macht sinnlich. Er ist ein äußerst wirksames Gewürz, das die seltene Eigenschaft hat, alle drei *doshas* auszugleichen. Safran ist von *sattwischer* Natur (siehe *Seite 39*), verleiht damit der Liebe und Hingabe neue Energie.
Safran ist gleichzeitig die beste Pflanze bei *pitta*-Störungen, denn er wärmt und stimuliert die Verdauung, die Nerven und die Konzentration.
Safran vitalisiert den gesamten Stoffwechsel, speziell den Blutkreislauf und das weibliche Genitalsystem. Er hat schmerzstillende und krampflösende Eigenschaften und hilft gegen Melancholie und Kopfschmerzen. Er wirkt blutbildend und lindert Menstruationsbeschwerden und Begleiterscheinungen der Wechseljahre. Außerdem wird Safran bei vielerlei Magen- und Darmbeschwerden angewendet.

***Doshas*:** gleicht *vata* aus, gleicht *pitta* aus, gleicht *kapha* aus.

Anwendung in anderen Naturheilkunden
Safran hilft bei:
- nervösen Beschwerden;
- Krämpfen, Asthma;
- Magen- und Darmbeschwerden;
- ist Bestandteil der so genannten Schwedenkräutermischungen.

Laut ehemaligem Bundesgesundheitsamt ist die Wirksamkeit von Safran bei den oben genannten Anwendungen nicht belegt.
Ein Safran-Aufguss wirkt entkrampfend und aufhellend bei Menstruationsbeschwerden: Dazu 5 Safranfäden mit einer ½ Tasse kochendem Wasser aufgießen, ziehen lassen und über den Tag verteilt trinken.
Vorsicht: In großen Mengen ist Safran giftig und wirkt narkotisierend. Bis zu einer Tagesdosis von 1,5 g besteht jedoch keine Gefahr. Im Mittelalter wurde Safran missbräuchlich als Abtreibungsmittel verwendet. Aus diesem Grund ist die Abgabemenge von Safran in Apotheken noch heute begrenzt. Safran ist deshalb während einer Schwangerschaft streng verboten, da er zu einer Fehlgeburt führen kann.

Wasser mit dem Pulver in Kontakt, färbt sich dieses bei echtem Safran intensiv gelb, da der charakteristische Farbstoff – das Crocin – ein wasserlöslicher Farbstoff ist. Der fettlösliche Farbstoff der Gelbwurz wird dagegen vom Wasser kaum angenommen. Ein weiterer Trick der Betrüger manipuliert am Gewicht des Pulvers und erhöht es mit der Zugabe von Bariumsulfat oder gar Ziegelmehl. Um die gewünschte dunkelrote Farbe zu erzielen, wird auch schon mal in den Farbkasten der Chemie gegriffen und mit Anilinfarbstoffen nachgeholfen. Auch Beimengungen mit Narbenästen des gewöhnlichen Frühlingskrokos' und den gelben Blütenblättern der Ringelblume kommen vor. Von alters her ist die Färberdistel, Saflor genannt (*Carthamus tinctorius*), der „Falsche Safran", eine Pflanze mit rotem Farbstoff, der beliebteste Safranersatz. Bei so viel Schwindel ist es ratsam, nur die fädig aussehenden ganzen Narbenäste zu kaufen und sich eines seriösen Lieferanten zu versichern, der sich Betrügereien nicht leisten kann. In guten Feinkostgeschäften ist sogar das Datum der Pflückung auf der Packung angegeben, denn nur frischer Safran kann sein ganz subtiles zartbitteres Aroma entfalten.
Safran soll schon tausend Jahre vor Christus in Persien kultiviert worden sein. Im 10. Jahrhundert gelangte der Safran mit den Mauren nach Spanien, wo noch heute die größten Anbaufelder zu finden sind, nämlich 90 % der Weltproduktion.

Die ganzen Fäden des Safrans werden als Gewürz oder als natürliche Pflanzenfarbe verwendet. Man nimmt ihn auch zur Verfeinerung von Milch, Reis, Süßspeisen, Gebäck, Milchspeisen und Suppen. In Curryreis, Bouillabaisse oder Paella ist er ebenfalls enthalten. Besonders gut harmoniert Safran mit Lavendel.

Auberginen in Safransauce *Sita*
(Für 4 Personen)

½ TL	Safranfäden
1 EL	kochendes Wasser
1	große Aubergine
Saft von 1	Zitrone
3 EL	Olivenöl
1 TL	Masala mild à la Hobbythek Soma oder *Garam Masala*
1 TL	Curry, gemahlen
150 ml	Vollmilchjoghurt, am besten selbst gemacht (siehe *Seite 41*)
150 ml	Sahne
	Salz, Pfeffer nach Geschmack
1 EL	gehackte Petersilie

Safran in eine Tasse geben, kochendes Wasser hinzufügen und 5 Minuten einweichen. Aubergine waschen, das Strunkende abschneiden, längs vierteln und in 1 cm dicke Würfel schneiden. Die Auberginenstückchen mit dem Zitronensaft beträufeln, damit diese nicht braun werden. Olivenöl in einer großen Pfanne erhitzen und die Aubergine darin bei mittlerer Hitze 3 Minuten dünsten. Safranwasser, Masala mild à la Hobbythek Soma, Curry, Joghurt und Sahne dazugeben und bei mittlerer Hitze ca. 10 Minuten unter häufigem Rühren kochen, bis die Aubergine gar und weich ist. Mit Salz und Pfeffer abschmecken und mit gehackter Petersilie bestreut heiß servieren. Mit indischem Brot (siehe *Seite 43*) oder Reis eine köstliche Vorspeise.

Safranreis *Kubera*
(Für 4 Personen)

200 g	Basmatireis
1 EL	Ghee (siehe *Seite 42*)
½ TL	gemahlener Kurkuma
½ TL	Masala scharf à la Hobbythek Rajas oder *Garam Masala*
ca. 300 ml	heißes Wasser
	Salz nach Geschmack
150 ml	Milch
½ TL	Safranfäden
½ TL	Vollrohrzucker

Den gewaschenen Reis in einer großen Pfanne ohne Öl 12 – 15 Minuten lang rösten, bis der Reis trocken und goldgelb ist. Um zu verhindern, dass der Reis anbrennt, muss er öfters umgerührt werden. Dann wird der Reis vorübergehend aus der Pfanne genommen und das Ghee in derselben Pfanne erhitzt. Wenn es zu brutzeln beginnt, gibt man den Reis zusammen mit Kurkuma und Masala mild à la Hobbythek Soma oder *Garam Masala* dazu und rührt gut um.
In einem großen Topf ca. 300 ml Wasser mit etwas Salz erhitzen. Sobald das Wasser kocht, fügt man die Ghee-Mischung hinzu. In die mit Ghee geölte Pfanne gießt man die Milch, fügt Safran und Zucker hinzu und lässt das Ganze 2 Minuten bei geringer Hitze ziehen, bevor diese Mischung zu dem kochenden Reis gegeben wird.
Reis gar kochen und zu Gemüse, Fisch- oder Fleischragout servieren.

Safranhähnchen mit Aprikosen
Garuda

(Für 4 Personen)

1	(1000–1500 g) Hähnchen oder Poularde
	Salz und Pfeffer
3 EL	Ghee (siehe *Seite 42*)
2	mittelgroße Tomaten
100 g	getrocknete Aprikosen
2 EL	Rosinen
je ½ TL	Safran, Zimt, Ingwer, *Garam Masala*, Kurkuma
Saft von 1	Apfelsine
50 g	gehobelte Mandeln

Das Hähnchen bzw. die Poularde in 4 Portionen teilen, kalt abspülen, trockentupfen und mit Salz und Pfeffer einreiben. Ghee in einem Bräter erhitzen, die Geflügelteile ca. 5 Minuten von allen Seiten anbraten und herausnehmen. Die Tomaten und Aprikosen in kleine Stücke schneiden und zusammen mit den Rosinen, den Gewürzen und dem Apfelsinensaft in den Bräter geben und kurz aufkochen. Die angebratenen Geflügelteile dazugeben und zugedeckt 40 – 60 Minuten (je nach Größe der Fleischstücke) im Backofen bei 200 °C garen. Die gehobelten Mandeln in einer Pfanne ohne Fettzugabe goldbraun rösten. Die Geflügelteile auf einer vorgewärmten Platte anrichten und mit den gerösteten Mandeln bestreuen.
Dazu schmeckt besonders gut Basmatireis.

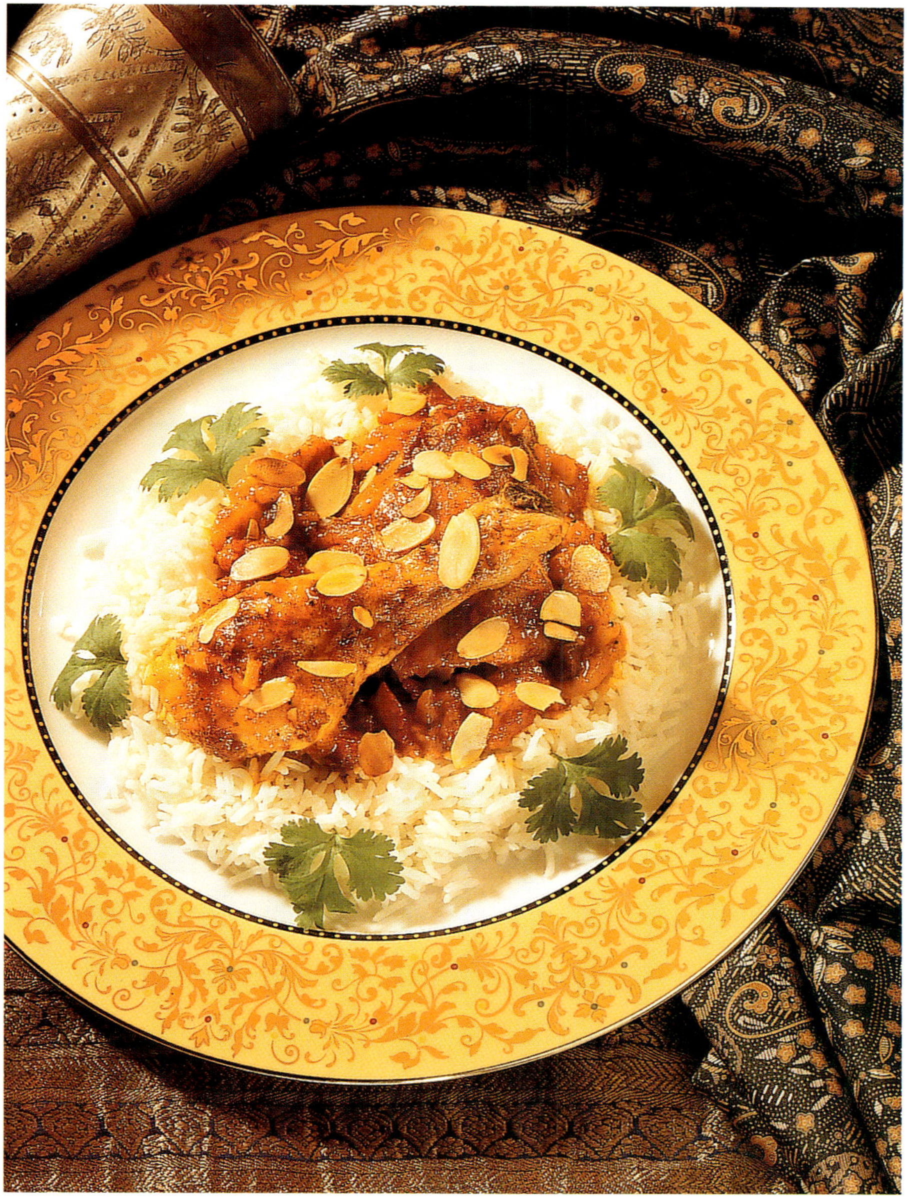

Abb. 63: Safranhähnchen mit Aprikosen.

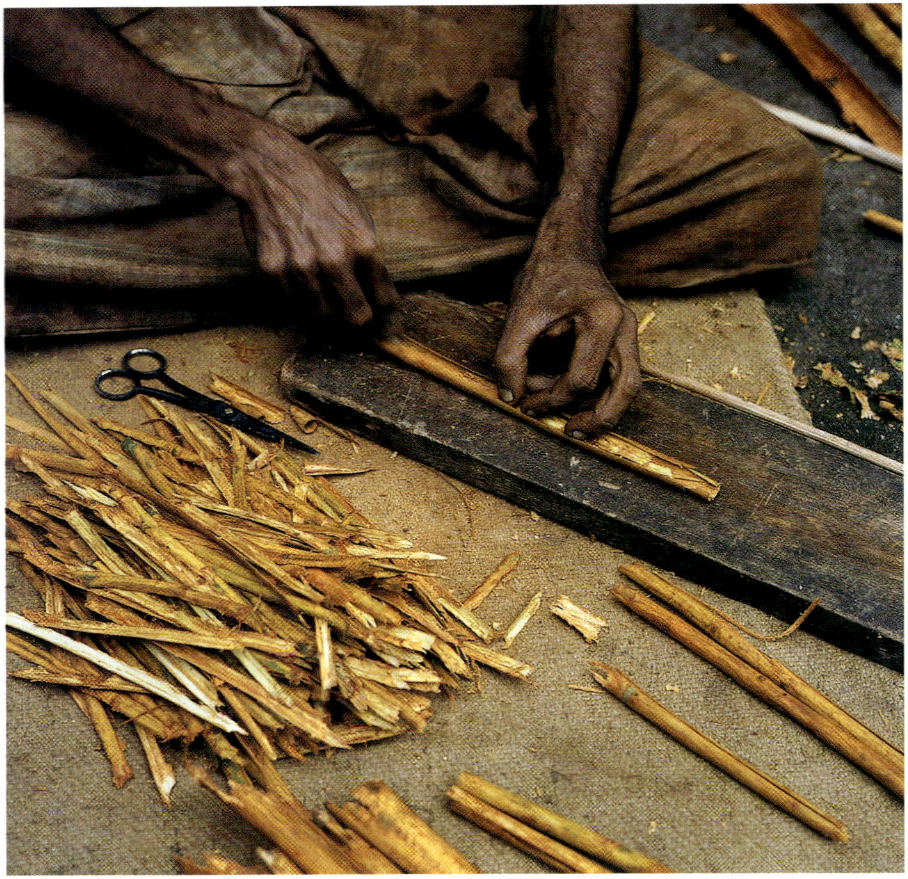

Abb. 64: Stangenzimt wird aus der Rinde des Zimtbaums gewonnen.

Zimt – der Duft des Paradieses

Cinnamomum verum (Ceylon-Zimtbaum), auch: *Cinnamomum ceylanicum; Cinnamomum cassia* (Chinesischer Zimt)
Familie: *Lauraceae* (Lorbeergewächse)
Sanskrit: *Twak, Taj*
Für das Gewürz werden die Rinde und Blätter des Zimtbaums verwendet.

Zimt stammt ursprünglich aus Südasien. Das eigenartige Gewürz besteht aus der roten Rinde und den Zweigen des bis zu 20 m hohen wild vorkommenden Zimtbaums. Zur kommerziellen Gewinnung wird die Pflanze jedoch strauchartig gezogen. Der Zimt, der bei uns im Supermarkt verkauft wird, sind Rindenstücke, ganz oder gemahlen, eines kleineren Zimtstrauchs, der Zimtkassie, die hauptsächlich in Indonesien kultiviert wird.

Eine bessere Qualität bietet der Ceylonzimt, auch Kaneel genannt. Er verfügt über einen höheren Anteil an ätherischen Ölen, ist damit wirksamer und hat das bessere Aroma. Beim Ceylonzimt werden die äußeren Rindenschichten gar nicht verwendet, sondern nur die innersten mit dem intensivsten Aroma, denn hier konzentrieren sich die ätherischen Öle. Die dünnen Rindenschichten rollen sich beim Schälen ein und können dann Schicht für Schicht ineinander geschoben werden. So ergeben sich die bekannten Zimtstangen. Daher kauft man heute genauso wie früher am besten nur Zimtstangen aus Ceylon (Sri Lanka), die man erst kurz vor Gebrauch zerkleinert, denn wie bei den meisten Gewürzen verflüchtigen sich die ätherischen Öle auch aus dem Zimtpulver innerhalb kurzer Zeit. Die Abfälle der handwerklichen Zimtstangenproduktion und minderwertige Rindenteile werden zu Zimtpulver vermahlen, so dass schon aus diesem Grunde das Pulver niemals die Qualität der Zimtstangen erreichen kann.

Trotz dieser komplizierten Gewinnung gehört Zimt zu den ältesten Gewürzen der Welt. Bereits im alten China des dritten vorchristlichen Jahrtausends empfahl der sagenumwobene Gelbe Kaiser, der erste Naturheilkundige, von dem es schriftliche Überlieferungen gibt, den Menschen, Zimt zu essen. Zu dieser Zeit kam der Zimt schon über die Seiden- und Gewürzstraßen in den Nahen Osten. Im alten Ägypten wurden den Göttern Zimt-Rauchopfer dargebracht und kostbare Öle mit Zimt hergestellt. Solche Berichte finden sich auch in der Bibel wieder. Die Herkunft des Zimts war früher sagenumwoben und mit unheimlichen Geschichten angereichert, möglicherweise, um so die Preise für das kostbare Gewürz weiter hochzutreiben. Im fünften Jahrhundert vor Christus schrieb Herodot, der Zimt käme aus einem See, in dem „ ...*geflügelte Tiere wohnen, unseren Fledermäusen nicht unähnlich, die schreckliche Schreie ausstoßen und gefährliche Kräfte besitzen. Wer Zimt ernten will, muss sein Augenlicht vor ihren Angriffen schützen.*" Den reichen Händlern, den „Pfeffersäcken", konnten solche Geschichten nur recht sein. Sie verdienten an den begehrten Zimtstangen eine „Stange Geld". Wahrscheinlich erfanden sie die Gruselgeschichten selber. Doch auch ohne aggressive Vögel war der Gewürzhandel alles andere

Wirkstoffe

Ätherisches Öle: Zimtaldehyd, Diterpenen, Eugenol.
Weitere Inhaltsstoffe: Phenolcarbonsäuren und Gerbstoffe.

Zimt und Ayurveda

Zimt ist eine sehr wirksame Heilpflanze bei Menschen mit schwacher Konstitution, denn Zimt bringt alle drei *doshas* in die Balance und trägt so zur Harmonisierung der Psyche bei. Zimt stabilisiert alle Körperrhythmen, den Atem, das Herz, Durchblutung und Kreislauf. Diese Eigenschaften machen Zimt zu einem idealen Heilgewürz bei den Krankheitsbildern der Moderne wie negativem Stress und Nervosität. Zimt erwärmt die Nieren und fördert wie fast alle Gewürze *agni*. Ähnlich wie der beliebte Ingwer ist auch Zimt im Ayurveda so etwas wie ein Universalmittel, wobei er sogar für *pitta*-Typen noch verträglicher ist als Ingwer. Zubereitungen mit Zimt sind besonders wohltuend bei Grippe und Erkältungen. Zimt ist wie Safran von *sattwischer* (siehe *Seite 39*) Natur und stabilisiert dadurch nervöse Menschen mit erhöhter *vata*-Konstitution. Die ayurvedischen Ärzte verwenden Zimt außerdem gegen Bronchitis, Fieber und Durchfall. Zimt findet sich in vielen ayurvedischen Mischungen, oft auch, um den unangenehmen Geschmack von anderen Heilkräutern erträglicher zu machen. Unter anderem bildet er die Grundlage für die wichtige „Drei Aromatika-Mischung", die noch aus Kardamom und Lorbeerblättern besteht. Die „Drei Aromatika-Mischung" fördert die Verdauung und hilft bei der Aufnahme von Arzneimitteln in den Körper.

***Doshas*:** gleicht *vata* aus, gleicht *pitta* aus, gleicht *kapha* aus.

Anwendung in anderen Naturheilkunden

Hildegard von Bingen (1098–1179), die bedeutende Naturwissenschaftlerin und Ärztin, schätzte Zimt besonders. Zimt ist ein wichtiger Bestandteil für viele Hildegard-Heilmittel. Das beweist, dass Zimt bereits damals in Deutschland allgemein zur Verfügung stand.

Traditionell wird Zimt eingesetzt bei:

- Erschöpfungszuständen;
- Erbrechen und Durchfall;
- Untergewicht;
- Appetitlosigkeit.

Vorsicht: Das ätherische Öl im Zimt kann zu Hautreizungen führen und sollte deshalb nicht äußerlich angewendet werden. Auch nicht zu empfehlen bei zu hohem *pitta*.

Erkältungstrunk *Devarsi*

Bei den ersten Anzeichen einer Erkältung in 250 ml Wasser eine Zimtstange, drei Gewürznelken, einen Teelöffel frisch geriebenen Ingwer und eine Messerspitze Kardamompulver fünf Minuten lang bei geschlossenem Deckel auskochen. Anschließend noch 15 Minuten ziehen lassen. Zum Schluss nach Geschmack mit Honig oder Zitronensaft würzen. Falls vorhanden kann der Saft eines frisch gepressten Granatapfels noch zugefügt werden, da dieser Stoffe enthält, die das Immunsystem in Schwung bringen.

Tipp: Anstatt Zucker rührt man in Kaffee, Tee oder Schokolade etwas frisch gemahlenen Zimt. Das schmeckt gut, ohne der Figur zu schaden.

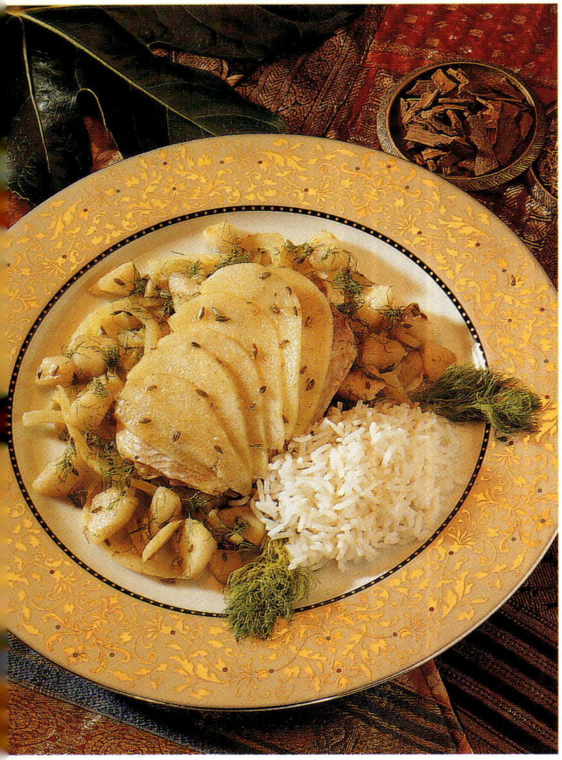

Abb. 65: Fisch auf Fenchel-Birnen-Bett.

als ungefährlich. Teilweise ließen sich indische Kaufleute auf einfachen Flößen ohne Segel und Steuer mit ihrer Ladung Gewürze von Kerala übers Meer nach Arabien treiben. Dank der Monsumwinde klappte das sogar manchmal. Meistens jedoch kamen die verwegenen Kaufleute zu Tode.

Fisch auf Fenchel-Birnen-Bett *Yamuna*

(Für 4 Personen)

600 g	Fischfilet, z. B. Kabeljau, Rotbarsch
	Salz, Pfeffer
2 EL	Zitronensaft
3	Fenchelknollen (à 200 g)
2 EL	Ghee (siehe *Seite 42*)
1 EL	Fenchelfrüchte
200 ml	Gemüsebrühe
½ TL	Koriander, gemahlen
1 TL	Kreuzkümmel, gemahlen
1 Msp.	Zimt
2	reife, weiche Birnen (à 200 g)

Fischfilet waschen und trockentupfen. Beide Seiten des Filets salzen, pfeffern und mit Zitronensaft beträufeln. Fenchelknollen putzen, längs halbieren und die Hälften jeweils in dünne Scheiben schneiden. Fenchelgrün aufbewahren.
Ghee in einer Pfanne erhitzen, Fenchelfrüchte darin kurz anbräunen und mit der Gemüsebrühe ablöschen. Mit Koriander, Kreuzkümmel und Zimt würzen. Dann die Fenchelscheiben dazugeben und alles ca. 5 Minuten garen lassen.
Birnen schälen, eine Birne würfeln und die andere in dünne Spalten schneiden. Fischfilet mit den Birnenspalten fächerartig belegen. Birnenwürfel zum Fenchel geben und vermischen, dann alles mit dem Sud in eine feuerfeste Form mit Deckel geben. Fischfilet vorsichtig auf Fenchel-Birnen-Gemüse legen, Form verschließen und bei 200 °C ca. 10 Minuten im Backofen garen. Mit gehacktem Fenchelgrün und Basmatireis servieren.

Ayurvedischer Eintopf mit Granatapfel *Sakti*

(Für 4 Personen)

300 g	Kartoffeln
200 g	Karotten
200 g	Knollensellerie
100 g	rote Zwiebeln
1	Granatapfel
3 EL	Ghee (siehe *Seite 42*)
1 TL	Koriander, gemahlen
1 TL	Kreuzkümmel, gemahlen
1 TL	Paprikapulver
1 Msp.	Zimt, gemahlen
1–2	Lorbeerblätter
½ l	Wasser
	Salz, Pfeffer nach Geschmack
2 EL	Mehl
½ l	Milch

Kartoffeln schälen, Gemüse putzen, alles waschen und in kleine Stücke schneiden. Zwiebeln pellen und achteln. Granatapfel auspressen.
2 EL Ghee in einem Topf erhitzen. Die Gewürze hineingeben, kurz darin rösten, dann sofort Kartoffeln und Gemüse zugeben und alles unter Rühren ca. 5 Minuten dünsten. Wasser zufügen und mit Salz und Pfeffer abschmecken. Den Topf abdecken und bei mittlerer Hitze garen lassen, bis das Gemüse weich ist.
In der Zwischenzeit 1 EL Ghee in einem anderen Topf erhitzen, Mehl hinzufügen und ca. 2 Minuten unter Rühren goldgelb bräunen. Die Milch dazugeben, die Sauce gut verrühren und aufkochen lassen.
Lorbeerblätter aus dem Eintopf entfernen, eine Hälfte des Gemüses mit einer Schaumkelle entnehmen. Den verbleibenden Rest mit einem Stabmixer pürieren. Die Sauce

mit dem pürierten Gemüse und Granatapfelsaft mischen und unter Rühren kurz aufkochen lassen. Zum Schluss das beiseite gestellte Gemüse wieder in den Eintopf geben und noch einmal abschmecken.

Weitere Gewürze für Ihre Küche

Diese Auswahl der heilenden Gewürze ist zwangsläufig subjektiv. Sie stellt natürlich nur einen kleinen Ausschnitt aus der umfassenden ayurvedischen Pflanzenheilkunde dar. Doch es ist ein Einstieg. Bei weiterer Beschäftigung mit Ayurveda sollte man seine Gewürzküche noch um die folgenden Gewürze erweitern, die teilweise auch schon in unseren Rezepten vorkommen und für die wir hier nur Kurzbeschreibungen geben können:

Ajovan-Kümmel

Die Stammpflanze von Ajovan *Ptychotis ajovan* ist ein Doldengewächs. Sie ist ähnlich thymolhaltig wie Thymian. Ajovan ist eine wichtige Zutat für das original indische Fladenbrot (Rezept siehe *Seite 43*).

Anisfrüchte *(Pimpinella anisum)*

Sanskrit: *Skatapushpa*

In Europa denkt man bei Anis sofort an die berühmten Anisplätzchen und die Weihnachtszeit. In Indien dagegen findet Anis breiten Einsatz, vor allem in Gemüse, zu Fleisch und Fisch, in Chutneys und Süßspeisen.

Anwendung im Ayurveda:

***Doshas*:** reduziert *vata*, gleicht *pitta* aus, reduziert *kapha*.

- stärkt *agni;*
- wirkt verdauungsfördernd, abführend, entwässernd, entblähend;
- fiebersenkend;
- schlaffördernd und beruhigend.

Asa foetida (Teufelsdreck)

Sanskrit: *Hingu, Hing*

Dieses Gewürz wird wegen seines unangenehmen Geruchs auch „Teufelsdreck" genannt. Es kann daher nur in kleinen Prisen verwendet werden, am besten kombiniert mit Kardamom und Ingwer. Sparsam verwendet hat Asa foetida ein feines Aroma, besonders in vegetarischen Gerichten. Der unangenehme Geruch verfliegt beim Kochen. Asa foetida wird aus den Gummiharzen einer in Afghanistan und im Iran heimischen Pflanze gewonnen. „Teufelsdreck" ist bei uns wenig bekannt und nur im Versand oder über Spezialgeschäfte erhältlich.
Es ist als geriebenes Harz und als Pulver im Handel.

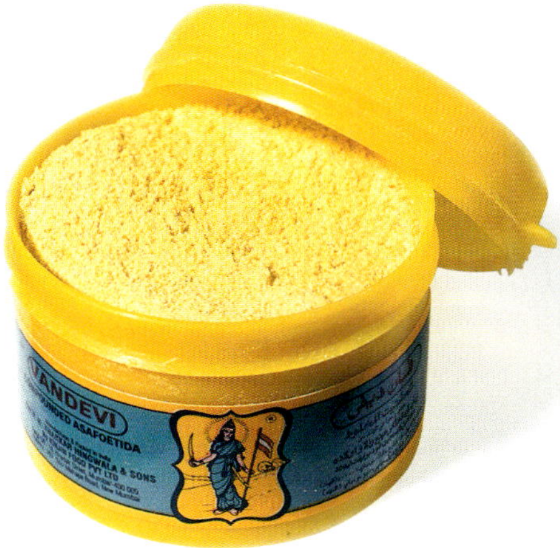

Abb. 66: Asa foetida wird wegen seines Geruchs auch „Teufelsdreck" genannt.

Anwendung im Ayurveda:

***Doshas*:** reduziert *vata*, gleicht *pitta* aus, reduziert *kapha*.

- stärkt *agni;*
- wirkt verdauungsfördernd, entblähend;
- blutreinigend;
- gegen Übelkeit und Brechreiz;
- äußerlich bei Ohrenschmerzen.

Basilikum (*Ocimum basilicum, Ocimum sanctum*)

Sanskrit: *Tulasi, Tulsi*

Für uns gehört frisches und getrocknetes Basilikum zur italienischen Küche genauso wie Tomaten. Aber auch in Asien wird es hochgeschätzt. In Indien gilt es sogar als „heiliges Kraut" (siehe *Seite 14*). Das frische Basilikum überzeugt durch sein starkes Aroma. Die beste Alternative ist gefriergetrocknetes Basilikum, denn es bewahrt die Inhaltsstoffe besser als das getrocknete Kraut.

Anwendung im Ayurveda:

***Doshas*:** reduziert *vata*, reduziert *pitta*, reduziert *kapha*.

- wirkt krampflösend, besonders im Magen- und Darmbereich;
- nervenstärkend und beruhigend;
- verbessert die Nahrungsaufnahme im Darm;
- lindert Pilzinfektionen;
- wirkt fiebersenkend.

Bockshornkleesamen (*Trigonella foenum-graecum*)

Sanskrit: *Methi*

Bockshornkleesamen und -blätter sind eine wichtige Zutat in der indischen Küche.
Die getrockneten Samen haben einen sehr eigenwilligen bitteren Geschmack und

sollten daher auch nur in kleinen Mengen verwendet werden. Die Samen werden vor dem Gebrauch kurz trocken in der Pfanne oder in Ghee geröstet. Diese Behandlung mindert die Bitterkeit etwas.

Anwendung im Ayurveda:
Doshas**:** reduziert *vata*, gleicht *pitta* aus, reduziert *kapha*.
- stärkt *agni;*
- wirkt leberstärkend;
- beruhigend und nervenstärkend;
- wärmend und aufbauend bei Schwächezuständen.

Fenchelfrüchte (*Foeniculum vulgare*)
Sanskrit: *Madhurika*
Fenchel erinnert in seiner Wirkung an Anis. Wie bei diesem wird *agni*, die Verdauungskraft, gestärkt, ohne *pitta* zu erhöhen; eine sehr geschätzte Eigenschaft im ayurvedischen Denken.
Fenchelfrüchte werden meistens ganz, aber auch gemahlen verwendet. Sie sind auch in Deutschland überall erhältlich. In Rezepten lässt sich Fenchel ohne weiteres durch die gleiche Menge Anisfrüchte austauschen. Nach dem Essen kann man Fenchel- und Anisfrüchte kauen; das fördert die Verdauung und schafft einen frischen Atem. Die Kombination von Koriander und Fenchel hilft bei Harnwegbeschwerden.

Anwendung im Ayurveda:
Doshas**:** gleicht *vata* aus, gleicht *pitta* aus, gleicht *kapha* aus.
- stärkt *agni;*
- wirkt nervenstärkend und beruhigend;
- schlaffördernd;
- krampflösend, entblähend;
- lindert Menstruationsbeschwerden.

Schwarzer und Gelber Senfsamen (*Brassica nigra* und *Sinapis alba*)
Beide Senfsamen werden in Asienläden und Reformhäusern verkauft. Der erste Schritt bei der Zubereitung aller Curries ist das gemeinsame Erhitzen von schwarzem Senfsamen und Kreuzkümmelfrüchten in warmem Ghee oder Öl. Sind sie gar, fangen sie an zu knacken und zu springen. Damit sie nicht buchstäblich aus der Pfanne springen, legt man einen Deckel auf die Pfanne. Wenn das Geräusch nachlässt, zügig die anderen Zutaten zugeben. Wichtig: Nicht anbrennen lassen! Die Wärme aktiviert das ätherische Öl und die bioaktiven Substanzen werden an das Fett abgegeben (siehe Abb. 35 *Seite 44*).

Anwendung im Ayurveda:
Doshas**:** reduziert *vata*, gleicht *pitta* aus, reduziert *kapha*.
- stärkt *agni;*
- wirkt appetitanregend;
- durchblutungsfördernd;

Vorsicht: hautreizend!

Sternanis (*Illicium verum*)
Die attraktive sternförmigen Fruchtschoten aus China verleihen Fleisch- und Gemüsegerichten mit langen Garzeiten einen interessanten Geschmack, der an Anis erinnert: warm, süß und aromatisch. In China ist Sternanis Bestandteil des berühmten „Fünf-Gewürze-Pulvers", darüber hinaus wird er in der chinesischen Medizin besonders aufgrund seiner schmerzstillenden und schleimlösenden Eigenschaften geschätzt. Auf einem einfachen Holzteller angerichtet mit Zimtstangen, Kardamomkapseln und Muskat ergibt er eine wohltuend duftende Dekoration.

Anwendung im Ayurveda:
Doshas**:** reduziert *vata*, gleicht *pitta* aus, reduziert *kapha*.
- stärkt *agni;*
- wirkt verdauungsfördernd;
- entblähend.

Hinzu kommen die Gewürze, die normalerweise in jedem Haushalt zu finden sind: Salz, Paprika, Chili oder Cayennepfeffer, Lorbeerblätter, Curry, Kümmel und frische Kräuter wie Petersilie, Schnittlauch und Dill.

Nun noch ein Rezept, in dem all Ihre Lieblingsgewürze Verwendung finden können:

Dattelmilch *Sodarsi*
(Für 4 Personen)

10–12	(100 g) entkernte Datteln
1 l	Vollmilch
	Gewürze nach Geschmack: Zimt, Ingwerpulver, Kardamom, Nelken usw.
oder 1 TL	Süßspeisenmasala à la Hobbythek Sattwa

Alle Zutaten in einen Elektromixer geben und alles gut durchmixen, oder Sie kochen die über Nacht eingeweichten und danach pürierten Datteln zusammen mit den Gewürzen in der Milch ca. 1 Minute.
Dattelmilch kann gekühlt oder heiß getrunken werden. Sie schmeckt nicht nur köstlich, sondern stärkt, nährt und vitalisiert. Dattelmilch hilft bei nervöser Erschöpfung und Schlafstörungen. Durch die Variation der Gewürze lassen sich die köstlichsten Mixgetränke zaubern.
Tipp: Man kann die Milch auch ohne Datteln einfach als Gewürzmilch zubereiten.

Die Gewürze der Liebe

In Indien und auch im Ayurveda haben Aphrodisiaka einen hohen Stellenwert. Wer liebesfähig ist, gilt als gesund und hat die besten Voraussetzungen für ein langes Leben. Denn was bedeutet Liebesfähigkeit anderes als Vitalität:
Sie verleiht Lebensqualität, ganz nach unserem Motto: „Länger leben, lustvoller leben." Denken Sie immer daran, wenn Sie eine der folgenden Zutaten verwenden und setzen Sie diese bewusst auch mal öfter ein!

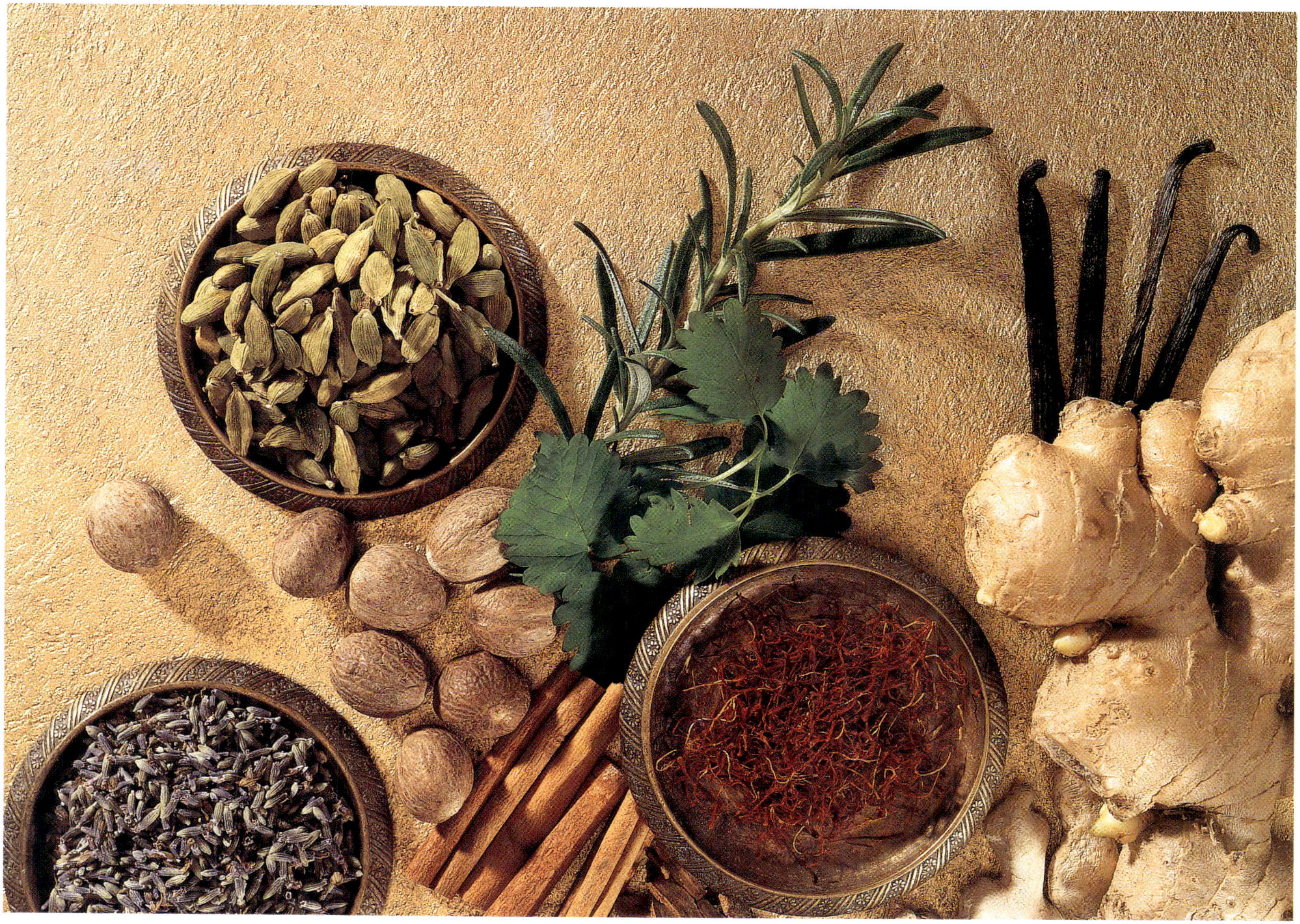

Abb. 67: Die Gewürze der Liebe: Kardamom, Rosmarin, Vanille, Pimpinelle, Ingwer, Safran, Zimt, Muskat, Lavendel.

Rituale des Lebens

„Gutes und schlechtes Leben;
glückliches und unglückliches Leben;
das, was dem Leben zu- oder abträglich ist;
die Qualität des Lebens und seiner Komponenten,
und das Leben selbst – wo all dies erklärt wird,
das nennt man Ayurveda."

(Caraka Samhita, Arzt und Begründer der ayurvedischen Medizin, 1. Jahrhundert v. Chr.)

Eine aktive, selbstverantwortliche und bewusste Gestaltung des Lebens ist aus Sicht des Ayurveda der Schlüssel zur Gesundheit. Ein solcher Lebenswandel ist allen Menschen möglich, die sich mit dem alten Wissen des Ayurveda vertraut machen. Die wichtigen Rituale erfordern zwar Zeit und Aufmerksamkeit, aber nicht viel Geld und keine teuren Produkte. Wer sich an die einfachen Regeln des gesunden Lebens hält, fühlt sich wohl, hält seine *doshas* in der Balance und führt ein langes und gesundes Leben. Krankheiten sind nach dieser Sichtweise die Folge von falschen Gewohnheiten und falschem Verhalten. Um das zu vermeiden, empfehlen Ayurveda-Experten die folgenden Regeln für den Alltag:

- ein bewusstes Leben mit den Rhythmen der Natur, der Tages- und Jahreszeiten;
- ein Lebenswandel ohne Zwang und Verbote, aber auch ohne Extreme;
- frühes Aufstehen und frühes zu Bett gehen;
- regelmäßige Reinigung des Körpers und seiner Öffnungen;
- Körperpflege mit Ölmassagen;
- wenig frühstücken, reichlich zu Mittag essen, früh und wenig Abendessen;
- vollständige Verdauung nach jeder Mahlzeit;
- Befriedigung körperlicher Bedürfnisse, wie Liebe, Schlaf, Hunger, Durst, Stuhl- und Urindrang;
- regelmäßige Körperübungen, am besten Yoga.

Register

Literaturverzeichnis

Bauhofer, Dr. med Ulrich: Aufbruch zur Stille.
Maharishi Ayurveda – eine leise Medizin für eine laute Zeit.
Bergisch-Gladbach 1997.

Divakaruni, Chitra Banerjee: Die Hüterin der Gewürze.
München 1998.

Hesse, Hermann: Aus Indien. Erinnerungen, Erzählungen, Tagebuchaufzeichnungen.
Frankfurt/Main 1979.

Jütte, Prof. Dr. Robert: Geschichte der Alternativen Medizin. Von der Volksmedizin zu den unkonventionellen Therapien von heute.
München 1996.

Maharishi Mahesh Yogi: Die Wissenschaft vom Sein und die Kunst des Lebens. Transzendentale Meditation.
Bielefeld 1998.

Mittwede, Martin: Der Ayurveda. Von den Wurzeln zur Medizin heute.
Heidelberg 1998.

Rhyner, Hans: Gesund leben, sanft heilen mit Ayurveda.
Berlin 2000.

Roy, Arundhati: Der Gott der kleinen Dinge.
München 1999.

Sawhney, Neal: The Beatles, India, and the Counterculture.
1997.

Schmädel, Prof. Dr. D.: Ayurveda – Quo vadis?
1994.

Stollberg, Gunnar: Die vielen Gesichter des Ayurveda.
Historische und soziologische Betrachtungen
zur Realisierung eines Konzepts in Indien und in Westeuropa.
2000

Videokassette

„Eine leise Medizin für eine laute Zeit"
Maharishi Ayur Veda im Parkschlösschen.
1997 Parkschlösschen Bad Wildstein GmbH,
56841 Traben-Trabach

Danksagung

Wir danken den Mitarbeitern der Ayurveda-Kurkliniken Somatheeram und Manaltheeram in Kerala, Südindien für die Unterstützung bei der Entstehung dieses Buches.

Sanskrit-Glossar

abhyanga	Ölmassage, ayurvedische Ölung des Körpers.
agni	Verdauungsfeuer, Stoffwechsel, kosmische Kraft der Umwandlung.
ahimsa	Gewaltlosigkeit.
akasa	Äther.
ama	wörtlich „ungekocht", Abfallprodukte, unverdaute Reststoffe im Körper.
amla	sauer.
amrta	Nektar der Unsterblichkeit, „Nicht-Tod".
ananda	Göttliche Freude, Seligkeit.
ayurveda	die Wissenschaft vom langen Leben.
ayus	Leben, die Zeitspanne von Geburt bis Tod.
basti	medizinischer Einlauf mit Öl oder Kräutersud zur Reinigung.
buddhi	Intelligenz.
Brahma	vedischer Schöpfergott in der hinduistischen Dreiheit.
dosha	die drei grundlegenden Bioenergien, welche die Individualität prägen.
Garam Masala	Gewürzmischung.
Ghee	geklärte Butter.
guna	Qualität, Eigenschaft eines Lebensmittels, einer heilenden Substanz.
kapha	das biologische Prinzip von Erde-Wasser.
Kama	Gott des Verlangens und der Liebe.
karma	Wirkung, Handlung.
Lassi	durststillendes Joghurtgetränk.
Malayam	lokale Sprache in Kerala.
marma	anatomische Reflexpunkte des Körpers, energetische Vitalzonen.
masala	Gewürzmischung.
moksha	ewiger Kreislauf von Geburt und Tod.
namaskar	traditioneller Hindugruß, Grußformel.
Neem	auch Niem, indischer Baum mit heilenden Inhaltsstoffen, der Shiva geweiht ist.
pancha karma	fünfteilige Reinigungskur „fünf Operationen".
pitta	das biologische Prinzip des Feuers und Wassers.
prakriti	ursprüngliches Verhältnis der *doshas*.
pizhichil	Körperguss mit warmem Öl.
prana	Atem, Lebenskraft.
rajas	Prinzip der Energie, Bewegung.
rajasik	überaktiv.
rasayana	Wissenschaft von der Verjüngung, Bezeichnung für Verjüngungsmittel.
sattva	Prinzip des Lichtes, der Intelligenz und Harmonie.
sattvik	rein.
shirovasthi	äußerliche Ölbehandlung des Kopfes.
tamalaki	Heilpflanze.
tamas	Prinzip der Trägheit, träge, überreife Substanz.
tamasik	träge.
thali	Metallteller mit Einbuchtungen für ein indisches Essen.
trikatu	Gewürzmischung aus drei verdauungsfördernden Gewürzen.
tulasi	Heilpflanze.
Tulsi	Basilikum, die heilige Pflanze des Gottes Vishnu.
vaid	ayurvedischer Arzt.
vata	das biologische Prinzip von Raum und Luft.
veda	Wissen.
vikriti	aktueller Zustand der *doshas*, eventuell Krankheitszustand.
Vishnu	der Erhalter der hinduistischen Götter-Dreiheit.
Yoga	die Wissenschaft von der Selbstverwirklichung.

BIOSHOP, 53840 Troisdorf, Kölner Str. 36a, Tel. 02241-978091, Fax 02203-593065.

* BRENNESSEL, 80799 München, Türkenstr. 60, Tel. 089-280303; 85354 Freising, Untere Heilig Geist Gasse 10, Tel. 08161-41999.

* COLIMEX-ZENTRALE, 50996 Köln, Ringstr. 46, Tel. 0221-352072, Fax 0221-352071; Auslieferungsläden: 32312 Lübbecke, Lange Str. 1, Stern-Apotheke, Tel. 05741-7707, Fax 05741-310887; 33102 Paderborn, Bahnhofstr. 18, St.-Christophorus-Drogerie, Tel. 05251-105213, Fax 05251-105252; 38300 Wolfenbüttel, Lange Herzogstr. 13, Tel. 05331-298370, Fax 05331-298570; 42105 Wuppertal, Karlsplatz 3, In der Rathausgalerie, Tel./Fax 0202-443988; 42853 Remscheid, Alleestr. 74, Allee-Center, Tel./Fax 02191-927963; 50171 Kerpen, Philipp-Schneider-Str. 2-6, Kaufhalle-Center, Tel./Fax 02237-922352; 50226 Frechen, Hauptstr. 99-103, Marktpassage, Tel./Fax 02234-274770; 50354 Hürth, Theresienhöhe, EKZ-Hürth/Arkaden, Tel./Fax 02233-708538; 50667 Köln, Schildergasse, in "Emotions", Tel./Fax 0221-2580862; 50858 Köln-Weiden, Aachener Str. 1253, Rhein Center Köln-Weiden , Tel./Fax 02234-709266; 51373 Leverkusen, Friedrich-Ebert-Platz 9; 51465 Bergisch Gladbach, Richard-Zanders-Str., Kaufhalle, Tel./Fax 02202-43103; 51643 Gummersbach, Wilhelmstr. 7, Vollkorn Naturwarenhandel, Tel. 02261-64784; 52062 Aachen, „Lust for Life", Komphausbadstr. 10, Tel./Fax 0241-4013033; 53111 Bonn, Brüdergasse 4, Tel./Fax 0228-659698; 53721 Siegburg, Am Brauhof 4, Tel./Fax 02241-591160; 53797 Lohmar, Breidtersteegsmühle, Broich & Weber, Tel. 02246-4245, Fax 02246-16418; 56068 Koblenz, Hohenfelder Str. 22, Löhr-Center-Koblenz, Tel./Fax 0261-1004890; 57462 Olpe, Bruchstr. 13, Valentin-Apotheke, Tel./Fax 02761-5190; 63739 Aschaffenburg, Steingasse 37, Colimex/Cleopatra, Tel. 06021-26464; 94032 Passau, Am Schanzl 10, Turm-Apotheke, Tel. 0851-33377, Fax 0851-32109; 95444 Bayreuth, Luitpoldplatz 3, Ars Vivendi – Lebenskunst in der Schloßgalerie, Tel. 0921-5169302, Fax 0921-5169303.

* DUFT & SCHÖNHEIT, 80331 München, Sendlinger Str. 46, Tel. 089-2608259.

EINHORN Drogerie, Irmgard Huber, Theresienplatz 20, 94315 Straubing.

HOBBY-KOSMETIK, 97456 Dittelbrunn, Erlenstr. 25, Tel. 09721-44190.

* HOBBY-KOSMETIK, 86150 Augsburg, Bahnhofstr. 6, Tel. 0821-155346, Fax 0821-513945; 97618 Niederlauer bei Bad Neustadt/Saale, Lauertalmarkt Am Rück 1, Tel./Fax 09771-3094.

* KNACK-PUNKT, 73230 Kirchheim, Alleenstr. 87, Tel./Fax 07021-41726; 27472 Cuxhaven, Präsident-Herwig-Str. 40, Tel. 04721-62820.

KORNBLUME, 97440 Werneck/Zeuzleben, Zehntsr. 14, Tel. 09722-9480169, Fax 09722-6798.

* KOSMETIK-BAZARE: Interessengemeinschaft der Kosmetik-Bazare e.V., 28203 Bremen, Ostertorsteinweg 25-26, Tel. 0421-701699, Fax 0421-75531; 30159 Hannover, Knochenhauer Str. 6, Tel. 0511-326236, Fax 05066-693505; 30890 Barsinghausen, Breite Str. 7, Tel./Fax 05105-60560; 31582 Nienburg, Georgstr. 11, Tel. 05021-12825, Fax 05021-912242; 31785 Hameln, Thiewall 4, Tel./Fax 05151-22576; 32257 Bünde, Bahnhofstr. 31, Tel. 05223-5133, Fax 05232-71219; 32756 Detmold, Paulinenstr. 9, Tel. 05231-39614, Fax 05231-39691; 33615 Bielefeld, Arndtstr. 51, Tel. 0521-131008, Fax 05232-71219; 34414 Warburg, Hauptstr. 46, Tel. 05641-2311, Fax 05641-60648; 35037 Marburg, Augustinergasse, Tel. 06421-161363, Fax 0641-76450; 35390 Gießen, Frankfurter Str. 1, Tel. 0641-76979, Fax 0641-76450; 37671 Höxter, Am Markt 2a, Tel./Fax 05271-380095; 45130 Essen, Alfredstr. 43, Tel./Fax 0201-796413; 48143 Münster, Ludgeristr. 68, Tel. 0251-518505, Fax 0251-98918; 48431 Rheine, Marktstr. 14, Tel./Fax 05971-15421; 53721 Siegburg, Holzgasse 47, Tel./Fax 02241-590942; 59555 Lippstadt, Blumenstr. 1, Tel. 02941-78466, Fax 02947-5276; 63924 Kleinheubach, Dientzenhofer Str. 14, Tel./Fax 09371-68861; 65183 Wiesbaden, Marktstr. 14, Tel. 0611-379370, Fax 06124-3329; 67655 Kaiserslautern, Grüner Graben 3, Tel./Fax 0631-92527; 71638 Ludwigsburg, Mylius Str. 29, Tel./Fax 07141-927763; 75172 Pforzheim, Bahnhofstr. 9, Tel. 07231-33254, Fax 07452-67025; 97464 Oberwerrn, Bergstr. 7, Tel./Fax 09726-3319.

* KRÄUTERGARTEN, 80469 München, Pestalozzistr. 3, Tel./Fax 089-23249802.

LA VITA, 84028 Landshut, Grasgasse 318, Tel./Fax 0871-24424.

MARGOTS BIOECKE, 51143 Köln-Porz, Josefstr./Ladenzeile Busbahnhof, Tel. 02203-55242, Fax 02203-593065.

NATUR & PFLEGE, Dr. Thorn's Naturshop, 90402 Nürnberg, Krebsgasse 7, Fußgängerzone, Tel./Fax 0911-225277.

*NATURWARENLADEN Löschner, 97447 Gerolzhofen, Weiße-Turm-Str. 1, Tel. 09382-4115, Fax 09382-5692, e-mail: naturwarenladen@t-online.de.

*PURA NATURA, 90402 Nürnberg, Johannesgasse 55, Tel. 0911-209522, Fax 0911-2447507.

*SPINNRAD GMBH/ZENTRALE, 45899 Gelsenkirchen, Am Bugapark 3, Tel. 0209-17000-0, Tx. 824726 natur d, Fax 0209-17000-40; Auslieferungsläden: 01239 Dresden-Nickern, Dohnaer Str. 246, Tel. 0351-2882089; 04104 Leipzig-City, Willy-Brandt-Platz 5, Tel. 0341-9612205; 04209 Leipzig, Ludwigsburger Str. 9, Tel. 0341-

4200024; 04329 Leipzig-Paunsdorf, Paunsdorfer Allee 1, Tel. 0341-2518906; 06254 Günthersdorf bei Leipzig, Saale-Park, Tel. 03463-820803; 07545 Gera, Gera-Arcaden, Heinrichstr. 30, Tel. 0365-8001125; 07743 Jena, Goethe-Galerie, Goethestr.3b, Tel. 03641-890906; 08523 Plauen, EKZ Die Kolonnaden, Bahnhofstr. 11, Tel. 03741-201784; 09111 Chemnitz, Neumarkt 2, Tel. 0371-6661820; 09125 Chemnitz – Alt Chemnitz, Annaberger Str. 315, Tel. 0371-514226; 10247 Berlin-Friedrichshain, Frankfurter Allee 53, Tel. 030-4276161; 10439 Berlin-Prenzlauer Berg, Arcaden, Schönhauser Allee 79, Tel. 030-44652393; 10719 Berlin-Wilmersdorf, Uhlandstr. 43-44, Tel. 030-8814848; 10789 Berlin-Charlottenburg, Europacenter, Breitscheidplatz, Tel. 030-2616106; 12043 Berlin, Karl Marx Str. 66. Tel. 030-62989529; 12163 Berlin-Steglitz, Forum Steglitz, Schloßstr. 1, Tel. 030-7911080; 12351 Berlin-Gropiusstadt, Gropius Passage, Johannisthaler Chaussee 295, Tel. 030-6030462; 12555 Berlin-Köpenick, Forum Köpenick, Bahnhofstr. 33-38, Tel. 030-6520008; 12619 Berlin-Hellersdorf, Spree-Center, Hellersdorfer Str. 79-81, Tel. 030-5612081; 13055 Berlin-Hohenschönhausen, Allee-Center, Landsberger Allee 277, Tel. 030-97609436; 13357 Berlin-Wedding, Gesundbrunnen-Center, Badstr. 5, Tel. 030-49308939; 13507 Berlin-Tegel, EKZ, Am Borsigturm 11, Tel. 030-43402270; 15745 Wildau, Center an der A 10, Abfahrt Königs Wusterhausen, Nähe Mega Markt, Tel. 0337-5504696; 16303 Schwedt, Oder-Center, Landgrabenpark 1, Tel. 03332-421942; 17033 Neubrandenburg, Marktplatz-Center, Marktplatz 2, Tel. 0395-5823511; 18055 Rostock, Rostocker Hof, Kröpeliner Str., Tel. 0381-4923281; 19053 Schwerin, Schloßpark-Center, Am Marienplatz 5-6, Tel. 0385-5812255; 20146 Hamburg-Rotherbaum, Grindelallee 116, Tel. 040-4106096; 21073 Hamburg-Harburg, Lüneburger Str. 19, Tel. 040-76753177; 21335 Lüneburg, Grapengießerstr. 25, Tel. 04131-406427; 22083 Hamburg-Barmbek, EKZ, Hamburger Str. 37, Tel. 040-22738862; 22111 Hamburg-Billstedt, Billstedt-Center, Billstedter Platz 39, Tel. 040-73679808; 22143 Hamburg-Rahlstedt, Rahlstedt-Center, Schweriner Str. 8-12, Tel. 040-6779044; 22765 Hamburg-Ottensen, Mercado-Center, Ottenser Hauptstr. 8, Tel. 040-392310; 22850 Norderstedt-Garstedt, Herold-Center, Berliner Allee 38-44, Tel. 040-52883730; 22869 Schenefeld, Stadtcenter, Kiebitzweg 2/Industriestr., Tel. 040-83099081; 23552 Lübeck, Mühlenstr. 11, Tel. 0451-7063307; 24103 Kiel, Ahlmann Haus, Holstenstr. 34, Tel. 0431-978728; 24534 Neumünster, Marktpassage, Großflecken 51-53. Tel. 04321-41633; 24937 Flensburg, Große Str. 3, Tel. 0461-13761; 25524 Itzehoe, Holstein-Center, Feldschmiedekamp 6, Tel. 04821-65106; 26122 Oldenburg, Achternstr. 22, Tel. 0441-25493; 26382 Wilhelmshaven, Nordseepassage, Bahnhofsplatz 1, Tel. 04421-455308; 26506 Norden, Neuer Weg 38, Tel. 04931-992859; 26603 Aurich, Carolinenhof, Fischteichweg 15-19, Tel. 04941-964327; 26789 Leer, Ems-Park, Nüttermoorer Str. 2, Tel. 0491-9921127; 27568 Bremerhaven, Bürgermeister-Smid-Str. 53, Tel. 0471-44203; 27749 Delmenhorst, Lange Str. 96, Tel. 04221-129331; 28195 Bremen-City, Obernstr. 67, Tel. 0421-1691932; 28203 Bremen-Steintor, Ostertorsteinweg 42/43, Tel. 0421-3399043; 28259 Bremen-Huchting, Roland-Center, Alter Dorfweg 30-50, Tel. 0421-5798506; 30159 Hannover-City, Georgstr. 7, Tel. 0511-7000815; 30823 Garbsen-Mitte, EKZ Mitte, Berenbosteler Str., Tel. 05131-476253; 30853 Langenhagen, City-Center, Marktplatz 5, Tel. 0511-7242488; 30880 Laatzen, Leine EKZ, Marktplatz 11, Tel. 0511-8236700; 31134 Hildesheim, Angoulemeplatz 2, Tel. 05121-57311; 31785 Hameln, Bäckerstr. 40, Tel. 05151-958606; 32052 Herford, Lübbestr. 12-20, Tel. 05221-529654; 32052 Herford, Gehrenberg 21, (Eröffnung November 2000); 32423 Minden, Bäckerstr. 72, Tel. 0571-87580; 32756 Detmold, Lange Str. 36, Tel. 05231-37695; 33098 Paderborn, EKZ, Königsplatz 12, Tel. 05251-281759; 33330 Gütersloh, Münsterstr. 6, Tel. 05241-237071; 33602 Bielefeld, Marktpassage, Tel. 0521-66152; 34117 Kassel, Untere Königstr. 52, Tel. 0561-14339; 35037 Marburg, Wettergasse 12; 35390 Gießen, Kaplansgasse 2-4, Tel. 0641-792393; 35576 Wetzlar, Langgasse 39, Tel. 06441-46952; 36037 Fulda, City Haus, Laden 6, Bahnhofstr. 4, Tel. 0661-240638; 37073 Göttingen, Groner Str. 57/58, Tel. 0551-44700; 38100 Braunschweig-City, Sack 2, Tel. 0531-42032; 38226 Salzgitter-Lebensstedt, Fischzug 12, Tel. 05341-178729; 38440 Wolfsburg, Südkopfcenter, Tel. 05361-15004; 38640 Goslar, Kaiserpassage, Breite Str., Tel. 05321-43963; 39104 Magdeburg-City, City-Carré, Kantstr. 5a, Tel. 0391-5666740; 39326 Hermsdorf, EKZ Elbe-Park an der A 2, Ausfahrt Irxleben, Tel. 039206-52207; 40212 Düsseldorf-City, Schadowstr. 80, Tel. 0211-357105; 40218 Düsseldorf-Friedrichstadt, Friedrichstr. 12, Tel. 0211-3859444; 40477 Düsseldorf-Derendorf, Nordstr. 79, Tel. 0211-4984725; 40597 Düsseldorf-Benrath, Hauptstr. 9, Tel. 0211-7180811; 40721 Hilden, Bismarckpassage, Tel. 02103-581937; 40878 Ratingen, Oberstr. 29, Tel. 02102-993801; 41061 Mönchengladbach-City, Hindenburgstr. 173, Tel. 02161-22728; 41236 Mönchengladbach-Rheydt, Galerie am Marienplatz, Tel. 02166-619739; 41460 Neuss, Zollstr. 1-7, Tel. 02131-276708; 41539 Dormagen, Rathausgalerie, Kölner Str. 98, Tel. 02133-49045; 41747 Viersen, Hauptstr. 85, Tel. 02162-350549; 42103 Wuppertal-Elberfeld, Herzogstr. 28, Tel. 0202-441281; 42275 Wuppertal-Barmen, Alter Markt 7, Tel. 0202-551753; 42551 Velbert, Friedrichstr. 168, Tel. 02051-52727; 42651 Solingen, Hauptstr. 28, Tel. 0212-204041; 42853 Remscheid, Alleestr. 30, Tel. 02191-420867; 44135 Dortmund-City, Bissenkamp 12-16, Tel. 0231-578936; 44532 Lünen, Lange Str. 32, Tel. 02306-258186; 44575 Castrop-Rauxel, EKZ Widumer Platz, Lönsstr., Tel. 02305-27215; 44623 Herne, Bahnhofstr. 45, Tel. 02323-53021; 44787 Bochum-City, Kortumstr. 33, Tel. 0234-66123; 44791 Bochum-Harpen, Ruhrpark Shoppingcenter, Tel. 0234-238516; 44801 Bochum-Querenburg, Uni-Center, Querenburger Höhe 111, Tel. 0234-708679; 45127 Essen-City, City-Center, Porscheplatz 21, Tel. 0201-221295; 45127 Essen-City, Willi-Brandt-Platz 15, Tel. 0201-1769609; 45276 Essen-Steele, Bochumer Str. 16, Tel. 0201-512104; 45329 Essen-Altenessen, EKZ, Altenessener Str. 411, Tel. 0201-333617; 45468 Mülheim-City, Forum City, Hans-Böckler-Platz 10, Tel. 0208-34907; 45472 Mülheim-Heißen, Rhein-Ruhr-Zentrum, Tel. 0208-498192; 45525 Hattingen, Obermarkt 1, Tel. 02324-55691; 45657 Recklinghausen, Kunibertistr. 13, Tel. 02361-24194; 45699 Herten, Ewaldstr. 3-5, Tel. 02366-938616; 45721 Haltern, Merschstr. 6, Tel. 02364-929351; 45768 Marl-Mitte, EKZ Marler Stern, Obere Ladenstr. 68, Tel. 02365-56429; 45879 Gelsenkirchen-City, im WEKA Kaufhaus, Bahnhofstr. 55-65, Tel. 0209-208963; 45894 Gelsenkirchen-Buer, Horster Str. 4, Tel. 0209-398889; 45899 Gelsenkirchen-Horst, in der Spinnrad Zentrale, Am Bugapark 3, Tel. 0209-17000680; 45964 Gladbeck, Hochstr. 29-31, Tel. 02043-21293; 46047 Oberhausen-Neue Mitte, Centroallee 150, Tel. 0208-21970; 46049 Oberhausen-Stadtmitte, Bero-Center 110, Tel. 0208-27065; 46236 Bottrop, Kirchplatz 4, Tel. 02041-684484; 46282 Dorsten, Recklinghäuser Str. 4, Tel. 02362-45748; 46395 Bocholt, Berliner Platz 2, Tel. 02871-187790; 46397 Bocholt, Osterstr. 51, Tel. 02871-186024; 46483 Wesel, Hohe Str. 26, Tel. 0281-34794; 46535 Dinslaken, Neustr. 31-33, Tel. 02064-72328; 47051 Duisburg-City, Königstr. 42, Tel. 0203-284497; 47441 Moers, Steinstr. 31, Tel. 02841-23771; 47798 Krefeld-City, Neumarkt 2, Tel. 02151-22547; 47798 Krefeld-City, Hansa Zentrum 42/43, Tel. 02151-395635; 48143 Münster, Ludgeristr. 114, Tel. 0251-42352; 48231 Warendorf, Ostwall 41, Tel. 02581-787789; 48282 Emsdetten, EKZ Villa Nova, Bahnhofstr. 2-8, Tel. 02572-88447; 48431 Rheine, Münsterstr. 6, Tel. 05971-13548; 48653 Coesfeld, Schüppenstr. 12, Tel. 02541-82747; 49074 Osnabrück, Neue Passage, Große Str. 84-85, Tel. 0541-201373; 50672 Köln-City, Olivandenhof, Richmodstr. 10, Tel. 0221-2579488; 50678 Köln-Südstadt, Severinstr. 53, Tel. 0221-3100018; 50765 Köln-Chorweiler, City-Center Chorweiler, Tel. 0221-7088940; 50823 Köln-Ehrenfeld, Venloer Str. 336, Tel. 0221-5103342; 51065 Köln-Mülheim, Galerie, Wiener Platz 1, Tel. 0221-6202754; 51373 Leverkusen, Hauptstr. 73, Tel. 0214-403131; 52062 Aachen-City, Rethelstr. 3, Tel. 0241-25254; 52062 Aachen-City, Adalbertstr. 110, Tel. 0241-20453; 52222 Stolberg, Rathausgalerie, Steinweg 83-89, Tel. 02402-21245; 52249 Eschweiler, Grabenstr. 66, Tel. 02403-15286; 52349 Düren, Josef-Schregel-Str. 48, Tel. 02421-10082; 53111 Bonn-City, Poststr. 4, Tel. 0228-636667; 53177 Bonn-Bad Godesberg, Theaterplatz 2, Tel. 0228-351075; 53757 St. Augustin-Ort, EKZ Huma, Rathausallee 16, Tel. 02241-27040; 53879 Euskirchen, Kino-Center Galleria, Berliner Str., Tel. 02251-782191; 54290 Trier, Fleischstr. 11, Tel. 0651-48237; 55116 Mainz-City, Lotharstr. 9, Tel. 06131-238373; 55116 Mainz-Altstadt, Kirschgarten 4, Tel. 06131-228141; 56068 Koblenz, Löhrstr. 16-20, Tel. 0261-14925; 56564 Neuwied, Langendorfer Str. 111, Tel. 02631-357661; 57072 Siegen, Marburger Str. 34, Tel. 0271-54540; 57072 Siegen, City-Galerie, Am Bahnhof 40, Tel. 0271-2383124; 58096 Hagen, Elberfelder Str. 37, Tel. 02331-17438; 58239 Schwerte, Hüsingstr. 22-24, Tel. 02304-990293; 58452 Witten, Bahnhofstr. 38, Tel. 02302-275122; 58511 Lüdenscheid, EKZ Stern-Center, Tel. 02351-22907; 58636 Iserlohn, Alter Rathausplatz 7, Tel. 02371-23296; 58706 Menden, Querstr. 2, Tel. 02373-170359; 59065 Hamm, Bahnhofstr. 1c, Tel. 02381-20245; 59174 Kamen, Weststr. 16, Tel. 02307-235387; 59227 Ahlen, Oststr. 44, Tel. 02382-806677; 59555 Lippstadt, Lippe-Galerie, Tel. 02941-58332; 60311 Frankfurt-City, Kaiserstr. 11, Tel. 069-291481; 60388 Frankfurt-Bergen-Enkheim, Hessen-Center, Borsigallee 26, Tel. 06109-369596; 60439 Frankfurt-Nordweststadt, Nord-West-Zentrum, Tituscorsostr. 2b, Tel. 069-584800; 63065 Offenbach, Herrenstr. 37, Tel. 069-825648; 63739 Aschaffenburg, City-Galerie, Goldbacher Str. 2, Tel. 06021-12662; 64283 Darmstadt, Wilhelminenstr. 2, Tel. 06151-294525; 65183 Wiesbaden, Langgasse 12, Tel. 0611-9010694; 65549 Limburg, Bahnhofstr. 4, Tel. 06431-25766; 66111 Saarbrücken, Bahnhofstr. 20-30, Tel. 0681-3908994; 66424 Homburg/Saar, Saarpfalz-Center, Talstr. 38a, Tel. 06841-5351; 66538 Neunkirchen, Saarpark-Center, Stummstr. 2, Tel. 06821-177662; 67059 Ludwigshafen, Bismarckstr. 106, Tel. 0621-526664; 67061 Ludwigshafen, EKZ Walzmühle, Yorckstr. 2, Tel. 06215-5669606; 67547 Worms, Obermarkt 12, Tel. 06241-88462; 67655 Kaiserslautern, Pirmasenser Str. 8, Tel. 0631-696114; 68159 Mannheim, U 1, 2, Tel. 0621-1560425; 69115 Heidelberg, Das Carré, Rohrbacher Str. 6-8d, Tel. 06221-166825; 69117 Heidelberg, Hauptstr. 62, Tel. 06221-616166; 70173 Stuttgart-City, Lautenschlagerstr. 3, Tel. 0711-291469; 70372 Stuttgart-Bad Cannstatt, Bahnhofstr. 1-5, Tel. 0711-562113; 71063 Sindelfingen, Mercedesstr. 12, Tel. 07031-411388; 71084 Böblingen, Kaufzentrum Sindelfinger Allee, Tel. 07031-233664; 71638 Ludwigsburg, Marstall-Center, Tel. 07141-902879; 72070 Tübingen, Kirchgasse 2, Tel. 07071-52571; 72764 Reutlingen, Metzgerstr. 4, Tel. 07121-320415; 73230 Kirchheim unter Teck, Teck-Center, Stuttgarter Str. 2, Tel. 07021-734270; 73430 Aalen, Marktplatz 20, Tel. 07361-66543; 73728 Esslingen-City, Roßmarkt 1, Tel. 0711-350199; 73733 Esslingen-Weil, Neckar-Center, Weilstr. 227, Tel. 0711-386905; 74072 Heilbronn, Sülmerstr. 34, Tel. 07131-962138; 75172 Pforzheim, Bahnhofstr. 10, Tel. 07231-353071; 76133 Karlsruhe, Kaiserstr. 170, Tel. 0721-24845; 76829 Landau, Rathausplatz 10, Tel. 06341-85818; 77652 Offenburg, Steinstr. 28, Tel. 0781-1665; 78050 Villingen-Schwenningen, Niedere Str. 37, Tel. 07721-32575; 78224 Singen, Scheffelstr. 9, Tel. 07731-68642; 78462 Konstanz, Hussenstr. 24, Tel. 07531-15329; 78532 Tuttlingen, Hecht-Carré, Königstr. 2, Tel. 07461-76961; 79098 Freiburg, Rathausgasse 17, Tel. 0761-381213; 80331 München-City, Asamhof, Sendlinger Str. 28, Tel. 089-264159; 80797 München-Nordbad, Schleißheimer Str. 100, Tel. 089-1238685; 83022 Rosenheim, Stadtcenter, Kufsteiner Str. 7, Tel. 08031-33536; 83278 Traunstein, Maxstr. 33, Tel. 0861-69506; 83395 Freilassing, Hauptstr. 29, Tel. 08654-478777; 85057 Ingolstadt-West, West-Park, Tel. 0841-87822; 86150 Augsburg, Viktoriapassage, Tel. 0821-155482; 87435 Kempten, Fischersteige 4, Tel. 0831-24503; 87700 Memmigen, Kreuzstr. 3, Tel. 08331-925764; 88212 Ravensburg, Eisenbahnstr. 8, Tel. 0751-14489; 89077 Ulm-Weststadt, Blautal-Center, Blaubeurer Str. 95, Tel. 0731-9314111; 89231 Neu Ulm, Mutschler-Center, Borsigstr. 15, Tel. 0731-723023; 90402 Nürnberg-City, Pfannenschmidsgasse 1, Tel. 0911-2448834; 90473, Nürnberg-Langwasser, Franken-Center, Glogauer Str. 30-38, Tel. 0911-8000152; 90762 Fürth, City-Center, Alexanderstr. 11, Tel. 0911-773663; 91054 Erlangen, Hauptstr. 46, Tel. 09131-201043; 91126 Schwabach, Königstr. 2, Tel. 09122-16849; 93047 Regensburg, Maximilianstr. 14, Tel. 0941-51150; 94469 Deggendorf, Degg´s Einkaufspassage, Hans-Krämer-Str. 31, Tel. 0991-3790052; 95028 Hof, Ludwigstr. 47, Tel. 09281-3641; 95326 Kulmbach, Fritz Einkaufsgalerie, Fritz-Hornschuh-Str. 9, Tel. 09221-947870; 96052 Bamberg, EKZ Atrium, Ludwigstr. 2, Tel. 0951-202588; 96450 Coburg, Steinweg 24, Tel. 09561-99414; 97070 Würzburg, Kaiserstr. 16, Tel. 0931-15608; 97421 Schweinfurt, Markt 21, (Eröffnung Oktober 2000); 98527 Suhl, Lauterbogen-Center, Friedrich-König-Str. 21, Tel. 03681-708536; 99085 Erfurt-Nord, Thüringen-Park an der B 4, Tel. 0361-7462048

SYLVIE'S NATURLADEN, 47906 Kempen, Judenstr. 19, Tel. 02152-54590; 13595 Berlin, Pichelsdorferstr. 93, Tel. 030-3317878; 88489 Wain, Obere Dorfstr. 37, Tel. 07353-1465.

In der Schweiz:
DORF-LÄDELI, CH-8863 Buttikon, Kantonsstr. 49, Tel. 055-4441854.
* DROGERIE IM DREIANGEL, CH-3552 Bärau, Bäraustr. 45, Tel./Fax 034-4021565.
* INTERWEGA Handels GmbH, CH-8863 Buttikon, Kantonsstr. 49, Tel. 055-4441854, Fax 055-4442477.

In Österreich:
ART OF BEAUTY, Kosmetik Selbermachen, A-4600 Wels, Trauseneggerdamm 20, Tel./Fax 07242-57226.
* CREATIV-COSMETIK, A-5020 Salzburg, Ganshofstr. 8, Tel. 0662-848802, Fax 0662-848803.

Die mit * gekennzeichneten Firmen betreiben auch Versandhandel.
Einige Substanzen erhalten Sie auch in Reformhäusern, Drogerien, Apotheken, Bioläden und Lebensmittelläden. Vergleichen Sie die Preise!

Hinweis:
Autoren und Verlag bemühen sich, in diesem Verzeichnis nur Firmen zu nennen, die hinsichtlich der Substanzen und Preise zuverlässig und günstig sind. Trotzdem kann eine Gewährleistung von Autoren und Verlag nicht übernommen werden. Irgendwelche Formen von gesellschaftsrechtlicher Verbindung, Beteiligung und/oder Abhängigkeit zwischen Autoren und Verlag einerseits und den hier aufgeführten Firmen andererseits existieren nicht.

Kontaktadressenverzeichnis

Die folgenden Listen erheben keinen Anspruch auf Vollständigkeit.

MAHINDRA-INSTITUT, Gemeinnützige Gesellschaft für ganzheitliche Gesundheit und Bildung mbH,
63633 Birstein, Forsthausstraße 6, Tel: 06054/9131-0, Fax: 06054/9131-36.

SEVA-AKADEMIE MÜNCHEN, 81479 München, Bichler Straße 22, Tel: 089/7809777,Fax: 089/7809776.

**Wenn Sie eine klassische Ayurveda-Kur in Indien planen,
können Sie sich bei folgender Adresse nach Reiseveranstaltern erkundigen:**

GOVERNMENT OF INDIA TOURIST OFFICE, 60329 Frankfurt, Baseler Str. 46, Tel.: 0 69-24 29 49-0, Fax: 0 69-24 29 49-77,
E-Mail: Info@India-Tourism.de

Genauere Informationen erhalten Sie bei:

AYUR TOURS & PROMOTIONS, 40764 Langenfeld, Wilhelmstr. 11, Tel.: 0 21 73-95 76 11, Fax: 0 21 73-95 76 12,
E-Mail: ayurtours@somatheeram.de

LOTUS TRAVEL SERVICE, 80469 München, Klenzestr. 39, Tel.: 0 89-2 01 12 88, Fax: 0 89-2 01 35 93,
E-Mail: lotus-travel@t-online.de

ANTAKARANA ALBRECHT REISEN, 22303 Hamburg, Mühlenkamp 48, Tel.: 0 40- 27 87 78 90, Fax: 0 40-27 87 78 92,
E-Mail: antakarana@t-online.de

Mehr Informationen über Kerala finden Sie im Internet unter:
www.keralatourism.org